JN102425

誰も教えてくれなかった

循環器薬の選び方と使い分け
―薬理学的な裏付けもわかる本―

著　古川　哲史　東京医科歯科大学 難治疾患研究所 教授

第2版

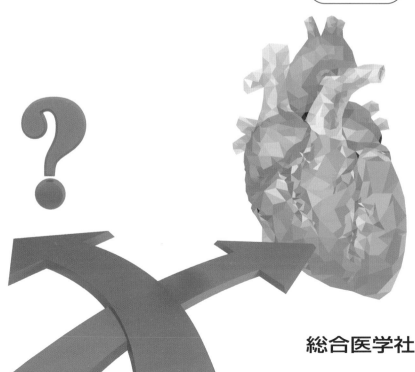

総合医学社

第 2 版の序

　2016 年 1 月に「病態生理の基礎知識から学べる 循環器治療薬パーフェクトガイド」という本を出版しました．そのとき，これはまだ不十分だな，あるいはこれはふれたかったのにそのスペースがなかったな，と感じたことが 2 つありました．1 つ目が，**ある疾患に複数の適応薬がある場合，これらをどのように使い分けたらよいのか**，2 つ目が，**最初の薬で効果がなかったとき，あるいは不十分だったとき，次の一手はどうするのか**，です．

　例えば，多くのテキストに「心房期外収縮で治療が必要なときは I 群薬を処方」と書かれていますが，I 群薬には 10 種類以上の薬がありますし，そもそも Ia・Ib・Ic 薬という亜分類もあるけど，どれを処方したらよいのでしょうか？ また，LDL コレステロールが高いので，スタチンの標準量を処方したけど，LDL コレステロールの低下が目標としていた数値に達しなかったとき，次の手はどうしたらよいでしょうか？ スタチンを倍量投与しましょうか？ それともスタチンに他の薬物を併用しましょうか？

　本書には，このような**誰もが一度は迷ったことのある治療の分岐点**のなかで，特に日常臨床で遭遇する確率が高いと考えられるものを選んで，「**一般にはこう考えられている**」というものを解説しています．

　臨床の医師に向けた本ですので，もっぱら実用的な内容となっていますが，どうしてそう考えるのかという理由にも少しふれています．例えば，セーターの英語の綴りが sweter か sweater か自信がなくなったとき，語源が汗（sweat）から来ていると覚えていたら，sweater が正しいと間違えることはないですよね．

このようにわかりやすい背景を知っていると迷うこともなくなりますし，「こういう理由だったのか？」と感じることは，皆さんの知的好奇心を満たし，**臨床現場をより豊かなものにしてくれる**のではないでしょうか．

2017 年 3 月 20 日に本書『誰も教えてくれなかった循環器薬の選び方と使い分け—薬理学的な裏付けもわかる本—』の第 1 版を出版させていただきました．おかげさまで約 2 年半の間に第 1 刷がほぼ完売となりましたが，この間に新しい情報も増えました．例えば，2017 年時点では，心房細動の抗不整脈薬治療とカテーテルアブレーション治療の予後比較の大規模臨床試験は進行中でしたが，2018 年・2019 年に続けてその結果が発表されました．PCSK9 阻害薬の使い方が「動脈硬化性疾患予防ガイドライン 2017 年版」に明記されました．また，2019 年には高血圧治療ガイドラインも新しくなりました．そこで，これらの新しい情報を取り入れて第 2 版として発売することになりました．

本書が，皆さんの臨床の分岐点での一助となることができれば，この上ない喜びです．

2020 年 1 月

東京医科歯科大学 難治疾患研究所 生体情報薬理学 教授
古川哲史

目　　次

Part 1

心不全

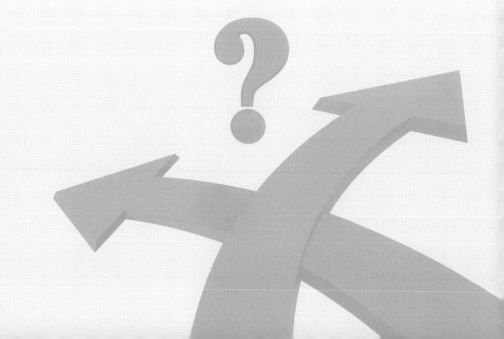

1. 血管拡張薬の使い分け

？ 硝酸薬か hANP か？

　最近，急性心不全ではクリニカルシナリオ（CS）と呼ばれる収縮期血圧を指標とした分類による治療方針が用いられることが多くなっています．CS1 は血管不全が主因と考えられ，血管拡張薬が使われます．CS2 でも容量負荷の所見がない場合は血管拡張薬が使われます．CS の普及により，従来は利尿薬を使っていたところを血管拡張薬で治療することが多くなったのではないでしょうか？　主な静注薬の血管拡張薬は，硝酸薬のニトログリセリンとヒト遺伝子組み換え ANP のカルペリチド（ハンプ®）の２つです．ニトログリセリンとカルペリチドは，いずれも細胞内のサイクリック GMP（cGMP）を増やすことで血管拡張作用を示します．それでは，このように類似の機序で作用するニトログリセリンとカルペリチドには使い分けがあるのでしょうか？

まずは答えから

　ニトログリセリンとカルペリチドの使い分けを考えるうえで，以下の３点がポイントとなります．

❶前・後負荷：ニトログリセリンは前負荷＞後負荷，
　　　　　　カルペリチドは前負荷＝後負荷
❷利尿作用：カルペリチドは顕著，
　　　　　　ニトログリセリンはほとんどない
❸臓器保護作用：カルペリチド＞ニトログリセリン？

　急性心不全では，後負荷（動脈系の圧）上昇による心拍出量低下が病態形成に重要な影響を与えます．また，臓器保護作用もカルペリチドのほうが強いとされています．したがって，カルペリチドが市販されてからは，心不全の血管拡張薬にはカルペリチドを第一選択とすることが多いようです．

どう考えるのか？

1. ニトログリセリンとカルペリチドが血管を拡張するメカニズム

　血管平滑筋の緊張は，大きく2つの細胞内因子により規定されます．「Ca」と「サイクリックヌクレオチド（cAMP と cGMP）」です．Ca は血管平滑筋を収縮させ，サイクリックヌクレオチドは弛緩させます（図 1）．これらのうち，ニトログリセリンとカルペリチドはいずれも cGMP を増やすことにより血管平滑筋を弛緩させ，血管拡張作用を発揮します．

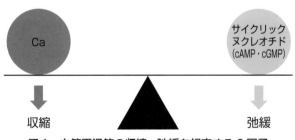

図 1　血管平滑筋の収縮・弛緩を規定する 2 因子

cGMP は，GTP からグアニル酸シクラーゼ（guanylate cyclase：GC）と呼ばれる酵素により作られます．グアニル酸シクラーゼには 2 種類あります．細胞質にあり水に溶ける「可溶性グアニル酸シクラーゼ（soluble guanylate cyclase：sGC）」と細胞膜に存在する「点状グアニル酸シクラーゼ（punctate guanylate cyclase：pGC）」です．ニトログリセリンは，一酸化窒素（nitric oxide：NO）を産生します．一酸化窒素はガス状分子で細胞膜を通過することができるので，細胞質の可溶性グアニル酸シクラーゼに結合し，cGMP を産生します．一方，カルペリチド（hANP）はペプチドであり水溶性であるため細胞膜を透過できません．カルペリチド（hANP）は細胞膜上にある GC-A と呼ばれる受容体に結合します．GC-A は受容体なのですが，それ自身が酵素でもあり点状グアニル酸シクラーゼと呼ばれます．GC-A にカルペリチド（hANP）が結合することで，この酵素が活性化され cGMP が産生されます．

> ●ニトログリセリン由来の一酸化窒素
> 　⇒細胞質の可溶性グアニル酸シクラーゼを活性化
> ●カルペリチド（hANP）
> 　⇒細胞膜の点状グアニル酸シクラーゼ（CG-A）を活性化

2. 同じ cGMP を産生するのに，なぜ前負荷・後負荷に対する作用が異なるのか？

　なぜニトログリセリンもカルペリチドも cGMP を産生し血管を拡張させるのに，ニトログリセリンは後負荷に対する作用は弱く，カルペリチドは強いのでしょう？　これは，cGMP を産生してから作用するまでの過程の違いによります．飲食店でも，店内で調理する店と他で下ごしらえをしておいたものを運んできて店内では盛り付けなどの一部だけをする店がありますよね．ニトログリセリンは後者の他で作られて運搬されるタイプで，カルペリチドはその場で作られるタイプです．

ニトログリセリンをはじめとする硝酸薬（亜硝酸薬とも呼ばれます）は，それ自身では生物活性を示さず，体内で代謝されて活性物質を出す「プロドラッグ」です．硝酸薬は，主に肝臓で代謝されて一酸化窒素を産生します．肝臓で産生された一酸化窒素は，作用場所である血管平滑筋まで運ばれる必要があります．一酸化窒素は気体分子であり，そのままではすぐに代謝されてしまい作用場所の血管まで到達できません．この運搬方法として，亜硝酸説とニトロソヘモグロビン説の2説があります．亜硝酸説は，NO が NO_2 となってそれ自身が血液に溶解するという考え方です．ニトロソヘモグロビンは，赤血球のヘモグロビンにニトロソヘモグロビンとなって結合するという考え方です．これら2つの説のいずれが正しいとしても，以下のように高酸素では NO は血液中に溶解あるいはヘモグロビンに結合し，低酸素では NO を放出します．

	（低酸素）		（高酸素）
●亜硝酸イオン説：	NO	⟷	NO_2（亜硝酸）
●ニトロソヘモグロビン説：	$NO + Hb$	⟷	$Hb\text{-}NO$（ニトロソヘモグロビン）

　すなわち，低酸素の静脈では活性体の一酸化窒素を放出し，高酸素の動脈では運搬型の亜硝酸（NO_2）あるいはニトロソヘモグロビンとなるので，静脈で血管拡張作用を強く示すことになります．したがって，ニトログリセリンは静脈で強い作用を示し，前負荷を減少させますが，動脈では作用が弱く後負荷減少作用は強くありません．

　一方，カルペリチドからできる cGMP は作用場である血管平滑筋自身で作られるので，作用する場まで運ぶ必要がありません．したがって，動脈・静脈の両者，すなわち前負荷・後負荷の両者に対して一様に作用します．

3. カルペリチドはなぜ利尿作用を示すのか？

　ANP は心房ナトリウム利尿ペプチド（atrial natriuretic peptide）の略で，血管拡張作用とともに利尿作用をもつことを特徴とします．ANP は，心房筋が伸展され「循環血液量が多すぎますよ」というシグナルが発せられると分泌され，利尿作用によって循環血液量を減少させる，生体のもつ恒常性維持機構です．これは，ANP が糸球体の輸入細動脈は拡張するのに対して，輸出細動脈は拡張せず，むしろ収縮させるために，糸球体濾過圧が上昇し原尿を増やすためと考えられています．

4. カルペリチドの臓器保護作用

　急性心不全の治療は，基本的に急性期の循環動態を安定化させ症状を改善する「今」を重視した治療で，慢性心不全の治療は生命予後を重視する「将来」を重視する治療です．そうはいっても急性心不全でも長期的な予後も気になりますよね．長期的にみた場合，ニトログリセリンとカルペリチドのどちらが有利なのでしょう？　動物実験では，カルペリチドが属するナトリウム利尿ペプチドにはレニン–アンジオテンシン–アルドステロン系を抑制して腎保護作用があること，同じ cGMP でもニトログリセリンと ANP では作られる細胞内の場所が異なり（ニトログリセリンは細胞質内，ANP は細胞膜近傍），後者のみ心保護作用があること，などが示されています．それでは，これはヒトの実臨床でもあてはまるのでしょうか？

　残念ながら，ニトログリセリンとカルペリチドあるいは Nesiritide の長期予後を直接比較した大規模臨床試験はありません．Nesiritide とプラセボを比較した試験に，FUSION II（Follow-up Special Infusions of Nesiritide in Advanced Heart Failure II，2007 年）というものがあります[1]．図 2 は FUSION II 試験の結果です．毎週 1 回あるいは 2 回 Nesiritide を静注し，24 週後の全死亡・心不全あるいは腎不全による入院がないイベントフリー生存率をプラセボ群と比較しています．Nesiritide 治療群とプラセボ群で有意差を認めていません．実臨床では，カルペリチ

ドの臓器保護効果は証明されていないようです.

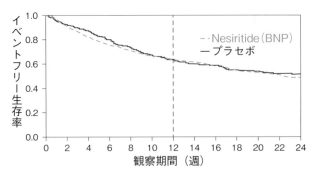

図2 Nesiritide の長期予後に対する作用

〔Yancy CW,et al：Safety and efficacy of outpatient nesiritide in patients with advanced heart failure. Results of the second follow-up serial infusions of nesiritide（FUSION Ⅱ）trial. Circ Heart Fail 2008；1（1）：9-16 より改変〕

 実際の硝酸薬とカルペリチドの使い分け にあたって

　実臨床で急性心不全治療にあたり血管拡張薬を使う場合は，脱水傾向にあり顕著な利尿作用を避けたい場合以外は，カルペリチドを第一選択と考えて間違いないようです.

2. 強心薬（カテコラミン）の使い分け

? 心不全の治療でカテコラミンを使うとき，ドパミンかドブタミンか，はたまたノルアドレナリンか？

　急性心不全あるいは慢性心不全急性増悪で強心作用が必要なとき，例えば収縮期血圧の低い心不全のCS3では，しばしばカテコラミンが用いられます．主なカテコラミンとして，生体内に天然に存在するカテコラミンとしてドパミン・ノルアドレナリン・アドレナリンの3つ，天然には存在しない合成カテコラミンとして，ドブタミン・イソプロテレノールの2つ，の2タイプ5種類があります．

　アドレナリンは，頻脈が必発のため心疾患では使いづらいカテコラミンです．イソプロテレノールも血管拡張作用が強いため，強心作用が必要な病態ではあまり使いません．CS3などの強心作用を必要とする心不全における選択肢は，残されたドパミン・ドブタミン・ノルアドレナリンの3つとなります．それでは，これらはどのように使い分けたらよいのでしょう？

👉 まずは答えから

　ドパミン・ノルアドレナリンは昇圧作用が強く，ドブタミンは昇圧作用があまりみられません．ノルアドレナリンは，特に末梢血管収縮作用が強く，末梢臓器を犠牲にしてでも心臓・脳などの中心臓器に血流を維持するための最終手段との捉え方がされます．したがって，

●血圧の低い心不全⇒ドパミン

●血圧の高い心不全⇒ドブタミン

●心原性ショックおよび血圧の低い心不全でドパミンが無効な場合⇒ノルアドレナリン

のように使い分けます.

 ## どう考えるのか？

1. そもそもカテコラミンって何？

　気軽に「カテコラミン」という言葉を使いますが，そもそもカテコラミンって何でしょう？　図3は，アドレナリンの合成経路を示しています.

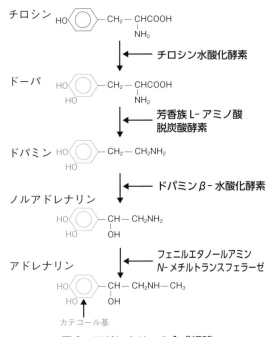

図3　アドレナリンの合成経路

青色で示した芳香環に2つの水酸基がついたものを「カテコール基」と呼びます．この側鎖にアミノ基（-NH$_2$）がついたものが「カテコラミン（カテコールアミン）」です．生体内で作られるカテコラミンには，ドパミン・ノルアドレナリン・アドレナリンがあります．ドブタミンは合成カテコラミンで，カテコール基につく側鎖が生体内のカテコラミンに比べてはるかに長くなっています．

2．ドパミン・ドブタミン・ノルアドレナリンの作用機序の違い

　カテコラミンは交感神経の受容体に結合して，これを活性化させます．交感神経の受容体は，大きくα受容体とβ受容体に分類されます．さらに，α受容体はα_1受容体・α_2受容体，β受容体はβ_1受容体・β_2受容体・β_3受容体に分類されます．これらは組織分布や作用が異なります．また，これらの受容体に対するドパミン・ドブタミン・ノルアドレナリンの親和性が異なります．このため，ドパミン・ドブタミン・ノルアドレナリンが異なった作用を示し，異なった使い分けをすることになります．

　それでは，まず各交感神経受容体の主な分布と作用機序をみてみましょう（表1）．

表1　各交感神経受容体の組織分布と主な作用

交感神経受容体		主な分布組織	主な作用
α受容体	α_1受容体	血管平滑筋	血管収縮作用
	α_2受容体	交感神経終末	ノルアドレナリン分泌抑制
β受容体	β_1受容体	心筋	収縮力増強・心拍数増加
	β_2受容体	血管平滑筋	血管拡張作用
	β_3受容体	骨髄	白血球の末梢血への動員

　循環器系で特に重要となるのが，α_1受容体の血管収縮作用，β_1受容体の心筋細胞の収縮力増強と心拍数増加作用，およびβ_2受容体の血管拡張作用です．それでは，次にドパミン・ドブタミン・ノルアドレナリンのこれらの重要な3つの受容体，α_1受容体，β_1受容体，β_2受容体に対する親

和性をみてみましょう（表2）.

表2　ドパミン・ドブタミン・ノルアドレナリンの交感神経受容体に対する親和性

	α_1 受容体	β_1 受容体	β_2 受容体
ドパミン	＋	＋＋	－
ドブタミン	＋	＋＋＋	＋＋
ノルアドレナリン	＋＋＋	＋＋＋	－

　これらからわかることは，ドパミンには β_2 受容体に対する親和性がないので，強い昇圧作用を示すことです．ドブタミンは β_2 受容体親和性も高いので，昇圧作用がほとんどみられません．ノルアドレナリンは，α_1 受容体・β_1 受容体活性化作用が強いので，強力な血管収縮作用を示します．

3. 臨床試験の成績

　それでは，実臨床の結果からみるとどんなことがわかるでしょう？　カテコラミン間の効果を直接比較した臨床試験は，残念ながら少ししか見当たりません．古い論文ですが，13人の低心拍出量の患者でドパミンとドブタミンを比較した試験があります[2]．同程度の心拍出量の増加をもたらす用量で，ドブタミンは左室拡張期圧を 25 ± 2 mmHg から 17 ± 2 mmHg に減らしていますが，ドパミンは逆に 30 ± 3 mmHg に上昇させ，酸素飽和度も約半数の例で 90％以下に低下させています．このことから，血行動態に対する作用はドブタミンのほうが優れていると考えられます．

　2010年には，心原性ショックの患者に対して昇圧作用のあるカテコラミン，ドパミンとノルアドレナリンの治療効果を比較した論文があります[3]．28日後の死亡率は，ノルアドレナリンのほうが低い傾向にある，すなわち治療効果がよかったという結果が得られています．

実際のカテコラミンの使い分けにあたって

　急性心不全あるいは慢性心不全急性増悪の患者が入院してきたとき，まず投与を考えるのが，ドパミンかドブタミンです．この2つは

●血圧が高いとき⇒ドブタミン
●血圧が低いとき⇒ドパミン

という使い分けをします．それでは血圧が正常のときはどうしたらよいのでしょう？　血行動態に対する作用がドブタミンのほうが良好との臨床データに基づき，ドブタミンをチョイスすることが多いようです．ノルアドレナリンは，血圧が低い患者でドパミンで十分な効果が得られないときに，第二の手段として考えます．ただし，心原性ショックのときはノルアドレナリンのほうが死亡率が低かったという臨床成績から，最初からノルアドレナリンを選択してもよいと思われます．

3. 利尿薬（Na 利尿薬と 非 Na 利尿薬）の使い分け

？ 急性心不全治療でフロセミドとトルバプタンは どう使い分けるのか？

　心不全で，容量負荷を軽減するためには利尿薬がしばしば使われます．基本的に，利尿薬は腎ネフロンで Na の再吸収を抑制することで水の再吸収を減らして利尿効果を発揮します（これを「Na 利尿薬」といいます）．したがって，利尿薬で治療中の患者でしばしば低 Na 血症で難渋することがあります．2012 年に Na 再吸収抑制に依存しない利尿薬トルバプタン（サムスカ®）が発売されました（これを「非 Na 利尿薬」あるいは「水利尿薬」といいます）．それでは，Na 利尿薬と非 Na 利尿薬はどのように使い分けられるのでしょう？

👆 まずは答えから

　急性心不全患者で CS1・CS2 で容量負荷を有する患者では，利尿薬を用いることになります．その際，ファーストチョイスはやはり Na 利尿薬のフロセミドでしょう．トルバプタンはこれらの従来の利尿薬で効果が不十分な場合，低 Na 血症により従来の利尿薬の増量ができない場合に限り用いられます．実際，使用にあたりいくつかの条件が付されています．主なものだけを以下に挙げました．

❶他の利尿薬と併用する
❷入院下で投与を開始・再開する
❸血清 Na 値をモニターする

　現時点では，トルバプタンはフロセミドでコントロールできないときの
プラスアルファの利尿薬と考えられます．

どう考えるのか？

　従来の利尿薬とトルバプタンの使い分けを理解するためには，そもそも
論として腎臓における再吸収のメカニズムを知ることを避けて通れませ
ん．腎臓の糸球体では，毎分 100 mL の原尿が濾過されます．1 日に換算
すると約 150 L になります．これが全部尿となって出たら，1 日何回トイ
レに行かなくてはいけなくなるのでしょう？　1 回の尿量が約 200 mL と
言われているので，約 750 回トイレに行くことになります．約 2 分間に 1
回です．1 日何もできませんね．実はこのほとんど (99％) が再吸収されて，
たった 1％（1 〜 1.5 L/day）だけが尿として排泄されるのです．したがっ
て，1 日に 5 〜 8 回トイレに行くという妥当な数字になります．

　水再吸収の大部分は，Na を再吸収することで間接的に行われます（図
4）．従来の利尿薬は，この Na 再吸収を担うイオントランスポーター・イ
オンチャネルの阻害薬であり，Na 再吸収を阻害することで間接的に水の
再吸収を阻害します（図 4）．一方，集合管の遠位側だけでは，バゾプレッ
シンが水チャネルを細胞膜に発現させることで，Na の再吸収とは無関係
に水を直接再吸収します．トルバプタンはこのバゾプレッシンの受容体
V_2 受容体をブロックすることで，Na 再吸収に影響することなく水の再吸
収をブロックし利尿効果を発揮する珍しい利尿薬です（図 4）．これが，「ト
ルバプタンは低 Na 血症をきたさない利尿薬」というふれこみにつながる
所以です．

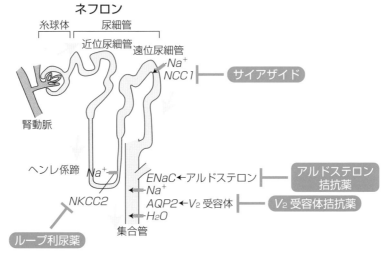

図4　利尿薬の作用部位

NKCC：$Na^+/K^+/Cl^-$共輸送体，NCC：Na^+/Cl^-共輸送体，ENaC：上皮型Na^+チャネル，AQP：アクアポリン（水チャネル）

水分は近位尿細管で65〜70%，ヘンレ係蹄で15〜20%，遠位尿細管で5〜10%，集合管で4%再吸収され，1%だけが尿として排泄される．

実際のフロセミドとトルバプタンの使い分けにあたって

　使用上の原則①〜③に挙げたように，トルバプタンは他の利尿薬と併用することが原則となっています．したがって，急性心不全・慢性心不全の増悪の患者が入院してきて，容量負荷があるとき，ファーストチョイスは原則としてフロセミドです．すでに低Na血症が存在するまれなケースのみ，トルバプタンの投与を最初から考慮することになります．

　フロセミドで症状の改善，血行動態の安定が得られないとき，また低Na血症が出現し利尿薬を増力できないときにトルバプタンの投与を考えます．ただし，最近フロセミドは腎機能を低下させるが，トルバプタンは低下させないことが注目され始めています．両者の使い分けに影響を与える可能性があります．

4. PDE Ⅲ阻害薬はどう使うのか？

？ PDE Ⅲ阻害薬は不要か？

　PDE Ⅲ阻害薬は，血管拡張作用と強心作用の両方の作用をもちます．一見すると理想的な心不全治療薬と思えますね．ところが大規模臨床試験では，急性の非代償性心不全および慢性心不全の急性増悪とも良好な成績が得られていません．それでは，例外的な場合を除いて PDE Ⅲ阻害薬は心不全治療では不要と考えられるのでしょうか？

まずは答えから

　PDE Ⅲ阻害薬は血管拡張作用と強心作用を併せもつ薬物で，特に以下の2点を特徴とします．

❶肺動脈圧を下げる作用が強い
❷陽性変時作用が少ないため，心筋酸素需要の増加が大きくない

　したがって，収縮期血圧のあまり低くなく（CS 3 は除く），特に肺高血圧を合併する例では積極的に使用を考慮することが推奨されます．

1. まずは PDE Ⅲ 阻害薬の作用機序から

PDE Ⅲ 阻害薬が血管拡張作用と強心作用を示す機序から説明します．PDE 阻害薬は，cAMP や cGMP などのサイクリックヌクレオチドの分解を阻害する薬物です．PDE には 11 タイプあり（PDE Ⅰ 〜 PDE Ⅺ），cAMP を分解するもの（PDE Ⅳ，Ⅶ，Ⅷ），cGMP を分解するもの（PDE Ⅴ，Ⅵ，Ⅺ），cAMP・cGMP 両方を分解するもの（PDE Ⅰ，Ⅱ，Ⅲ，Ⅹ，Ⅺ），に分類されます．PDE Ⅲ は cAMP と cGMP の両方を分解するものに属します．したがって，PDE Ⅲ を阻害すると cAMP および / あるいは cGMP の細胞内濃度が上昇します．「硝酸薬か hANP か？」（p3）で説明したように，血管ではサイクリックヌクレオチドが上昇すると血管平滑筋が弛緩し，血管拡張作用をもたらします．心臓では，「強心薬（カテコラミン）の使い分け」（p9）で説明したように cAMP が上昇すると収縮力が増強するので強心作用を示します．

これが，PDE Ⅲ 阻害薬が血管拡張作用と強心作用を示す所以です．

2. 大規模臨床試験の結果

PDE Ⅲ 阻害薬の有用性に疑問符を投げかけた大規模臨床試験の結果を紹介します．ADHERE は，急性非代償性心不全 15,230 例に対して，ニトロ製剤（n = 2,021），BNP 製剤の Nesiritaide（n = 5,220），PDE Ⅲ 阻害薬のミルリノン（ミルリーラ®）（n = 2,021），カテコールアミンのドブタミン（ドブトレックス®）（n = 4,226）のいずれかを投与したデータを解析した後ろ向き研究です[4]．結果として，強心作用のないニトロ製剤・Nesiritide のほうが強心作用のあるミルリノンとドブタミンよりも予後がよかったという結果になっています．患者バイアスのかかる後ろ向き研究ではありますが，急性非代償性心不全でミルリノンの有効性は証明されませんでした．

OPTIME-CHF は，ランダム化プラセボ対照の二重盲検試験で，慢性心

不全増悪による入院患者949例で標準治療に加えてミルリノンを短期静注して，プラセボ群との間で60日の観察期間におけるアウトカムを比較した試験です[5]．ミルリノン群・プラセボ群それぞれで，心血管疾患による入院日数が6日と7日（p＝0.71），死亡率が10.3％と8.9％（p＝0.41），死亡あるいは再入院は35.0％と35.3％（p＝0.92）であり，この前向き研究においてもミルリノンによる有意な改善を認めていません．

　以上から，急性非代償性心不全・慢性心不全増悪におけるPDEⅢ阻害薬の有効性が否定的と考えられました．

3．PDEⅢ阻害薬の特徴

　それでは，PDEⅢ阻害薬は急性心不全および慢性心不全の急性増悪では無用の薬なのでしょうか？　PDEⅢ阻害薬の特徴の1つに肺動脈圧を下げる作用が強いことが挙げられます．これは，PDEⅢ阻害薬に関して肺動脈圧に対する作用と体動脈圧に対する作用の比較ではなくて，肺動脈圧に対する作用の他の降圧薬とPDEⅢ阻害薬の比較から得られた結論です．PDEⅢ阻害薬は，肺動脈圧も体動脈圧も同程度に下げます．これに対して，通常の降圧薬のACE阻害薬，ARB，Ca拮抗薬などは肺動脈圧低下作用が弱い傾向にあります．

 実際のPDE Ⅲ阻害薬の使用にあたって

　PDEⅢ阻害薬は，大規模臨床試験で急性非代償性心不全・慢性心不全増悪における有効性が認められていません．ですので，心不全入院患者に対して積極的に使う薬ではないようです．ただし，大規模臨床試験は，すべての心不全患者を同一と丸めて検討したもので，個々の症例に限ると違う側面がみえてくることもあります．

●収縮期血圧が低くない症例
●肺動脈圧が上昇している症例

に限っては PDEⅢ阻害薬の使用を考慮してもよいと考えられます.

5. ACE 阻害薬と ARB の使い分け

? ARB は空咳のない ACE 阻害薬か？

ACE 阻害薬と ARB は，心不全・高血圧にとどまらず，心筋梗塞の予防や心房細動のアップストリーム治療など，心血管疾患では広く使われ，β ブロッカーとともに心血管疾患の万能薬といってもよいほどです．これは，多くの循環器疾患の発症にレニン - アンジオテンシン－アルドステロン（RAS）系が関与することを考えると，しごく当たり前のことなのかもしれません．

それでは，このように心血管疾患では欠かすことのできない ACE 阻害薬と ARB ですが，この２剤はどのように使い分けたらよいのでしょう？　ACE 阻害薬で空咳が副作用として 20 〜 30％にみられることは有名です．単純に，ARB は副作用として空咳のない ACE 阻害薬と考えてよいのでしょうか？

まずは答えから

ACE 阻害薬と ARB の使い分けを考えるうえで，空咳以外に以下の２点を考える必要があります．

❶降圧作用は ARB ＞ ACE 阻害薬
❷臓器保護作用は ACE 阻害薬 ＞ ARB

血圧が高い人には降圧効果による臓器保護作用を考えて ARB を選択し，

それ以外の人では薬剤自身がもつ臓器保護作用を考えて ACE 阻害薬を選択します．ところで，空咳はどのように扱ったらよいのでしょうか？　空咳が副作用として出る 20 〜 30％の人では，ARB を選択するしかないのでしょうか？　ACE 阻害薬による空咳は，2 〜 3 ヵ月すると自然になくなることが多いとされています．ですので，患者さんに十分説明をして，できることならば②の原則に基づく ACE 阻害薬の処方を行うことが望まれます．

 ## どう考えるのか？

1．ACE 阻害薬と ARB の作用点

　RAS 系では，肝臓からアンジオテンシノーゲンが分泌され，腎臓から分泌されるレニンによって切断されアンジオテンシン I となり，主に血管内皮にあるアンジオテンシン変換酵素（ACE）により切断され活性型のアンジオテンシン II となります．アンジオテンシン II は主に 1 型のアンジオテンシン II 受容体（AT$_1$ 受容体）に結合して作用を発揮します．ACE 阻害薬はアンジオテンシン I からアンジオテンシン II への変換を阻害し，AT$_1$ 受容体阻害薬（ARB）は最終段階の AT$_1$ 受容体のレベルでブロックします（図 5）．

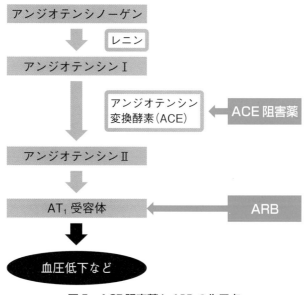

図5　ACE 阻害薬と ARB の作用点

2．ACE 阻害薬が空咳をもたらす機序

　ACE 阻害薬ではなぜ空咳を副作用とし，ARB にはそれがないのでしょう？　これにはブラジキニンと呼ばれるペプチド性生理活性物質が関係します．ブラジキニンはキニナーゼと呼ばれる酵素によって分解され活性を失いますが，のちにキニナーゼは ACE と同じ分子であることがわかりました．RAS 系の研究者が ACE としてみつけ，ブラジキニンの研究者がキニナーゼとして別々にみつけていたものが，その後の遺伝子研究によりそれぞれの遺伝子がわかったら，なんと同じものだったという話です．そうすると，ACE 阻害薬はキニナーゼも阻害することになるのでブラジキニンの血中濃度が高くなります．ブラジキニンは気道にある受容体を刺激するので空咳が出るのです（図6）．

　ところで，気道に異物が入ったときに咳が出るのはごく自然な反応です．

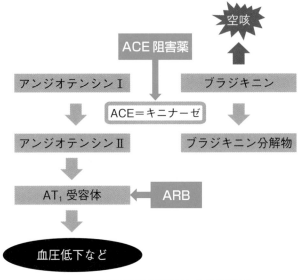

図6　ACE阻害薬が空咳をもたらす機序

皆さんも何度も経験したことがあるのではないでしょうか？　この働きがうまくいかなくなると誤嚥性肺炎を起こしやすくなります．ACE阻害薬の副作用の空咳はこの自然な生体反応が強くなったものなのです．なので，医師によっては高齢者で誤嚥性肺炎のリスクの高い高血圧患者には，可能であればACE阻害薬をわざわざ選択して処方する方もいるほどです．

3.　ARBのほうがなぜ降圧効果が強いのか？

　生体である経路途中の分子をブロックすると，その代償反応としてその上流の物質が増加したり，わき道を利用したりするようになります．アンジオテンシンⅠをアンジオテンシンⅡに変換する酵素はACEだけではないのです．循環血中ではACEが主体ですが，組織ではキマーゼと呼ばれる酵素が主体になります．ACE阻害薬でアンジオテンシンⅡの濃度が低下すると生体の代償作用としてキマーゼ活性が上昇し，組織でのアンジオテンシンⅠからアンジオテンシンⅡへの変換が増えて，組織でのアンジオ

テンシンⅡレベルは回復します．このため，ACE阻害薬の作用，すなわち降圧作用は長期投与により減弱します．これを「アンジオテンシンⅡエスケープ現象」と呼んでいます．これに対して，ARBはアンジオテンシンⅡ作用の最終段階でしっかり抑えるので，降圧作用が強いと考えられます．

4. ACE阻害薬のほうがなぜ臓器保護作用が強いのか？

それでは，最終段階でしっかり抑えるARBよりもアンジオテンシンⅡエスケープ現象で作用が減少するACE阻害薬のほうが，なぜ臓器保護作用が強いのでしょうか？　残念ながら，この理由はまだわかっていないようです．ここでは，ACE阻害薬のほうが臓器保護作用が強いと考えられる根拠だけ紹介します．

2013年に，心不全非発症の高リスク患者でACE阻害薬あるいはARBとプラセボを比較したランダム化二重盲検試験である26試験，108,212例のメタ解析が行われました[6]．アウトカムとして，心血管死，心筋梗塞，脳卒中，全死亡，新規発症心不全，新規発症糖尿病などが解析されました．プラセボとの比較の結果を表3に示します．ACE阻害薬は，心筋梗塞・脳梗塞・全死亡・新規発症心不全・新規発症糖尿病をプラセボに比べて減

表3　ACE阻害薬とARBの比較

	ACE阻害薬		ARB	
	オッズ比	p値	オッズ比	p値
心血管死	0.896	0.112	1.033	0.748
心筋梗塞	0.811	< 0.001	0.903	0.086
脳卒中	0.796	< 0.004	0.900	0.011
全死亡	0.908	0.008	1.006	0.866
新規発症心不全	0.789	0.001	0.892	0.159
新規発症糖尿病	0.851	< 0.012	0.855	< 0.001

(Savarese G,et al：A meta-analysis reporting effects of angiotensin-converting enzyme inhibitors and angiotensin receptor blockers in patients without heart failure. J Am Coll Cardiol 2013；61：131-142 より改変)

少させていますが，ARBでは脳卒中，新規発症糖尿病だけ減少させ，心血管死・全死亡などは減少させていません．この結果から，現時点では臓器保護効果を期待する場合はACE阻害薬を選択するのが妥当といえるでしょう．

 ## 実際の ACE 阻害薬と ARB の使い分けにあたって

　実臨床でACE阻害薬とARBを使い分ける場合は，血圧が高い人には降圧による臓器保護作用を考えてARBを選択し，それ以外の人では薬剤自身がもつ臓器保護作用の強いACE阻害薬を選択します．これ以外に参考となるのが「ACE阻害薬が腎代謝，ARBが肝代謝」です．重症の腎機能障害のある人にはARBを選択することになるのでしょう（図7）．

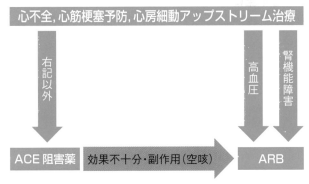

図7　実際の ACE 阻害薬と ARB の選択の仕方

6. βブロッカーの使い分け

? カルベジロールかビソプロロールか？

　わが国で市販されているβブロッカーは，実に20種類近くあります．その中で心不全に保険適用がとれているβブロッカーは，長い間カルベジロール（アーチスト®）だけでした．2013年にビソプロロール（メインテート®）に対して保険適用が認められ，今ではこの2剤が心不全に使われるβブロッカーとなっています．欧米で心不全によく処方されるメトプロロール（セロケン®）は，わが国では保険適用がとれていません．それでは，心不全で保険適用のあるカルベジロールとビソプロロールはどのように使い分けたらよいのでしょうか？

まずは答えから

　カルベジロールとビソプロロールの使い分けを考える際に，考慮の必要がある両者の違いは下記の4点です．

❶血圧降下作用⇒カルベジロール＞ビソプロロール
❷β_1受容体選択性⇒ビソプロロール（＋），カルベジロール（－）
❸代謝経路⇒カルベジロール：肝代謝，ビソプロロール：腎代謝
❹筋小胞体からのCaリークの抑制⇒カルベジロール（＋），
　　　　　　　　　　　　　　　　　　　　　　　ビソプロロール（－）

以上から，高血圧の心不全ではカルベジロール，低血圧の心不全ではビ
ソプロロール，気管支喘息や閉塞性動脈硬化症など β_2 受容体のブロック
を避ける必要がある場合はビソプロロール，また肝障害がある人は腎代謝
のビソプロロール，腎障害のある人は肝代謝のカルベジロールを選択しま
す．これらの縛りがない場合は，④による不整脈・突然死予防を期待して
カルベジロールを選択します．

 ## どう考えるのか？

1．心不全治療における β ブロッカーの重要性

　日本の医療は，1990 年ころまでは，個別の臨床研究に基づく結果に基
づく医療でこれを「経験に基づく医療」といっていました．経験に基づく
医療では，β ブロッカーは心不全に禁忌とされていました．1990 年ころ
から，きちんと多施設大規模臨床試験で証拠をとって医療をしようという
気運が高まり，これを「証拠に基づく医療 Evidence-Based Medicine
(EBM)」と呼ぶようになりました．β ブロッカーも 1993 年に多施設共同
研究が行われ，拡張型心筋症患者 383 人でプラセボに比べてメトプロロー
ルが予後を改善するか検討された臨床研究を境に状況が一変しました[7]．
同研究の結果では，一次エンドポイントの心臓死・心不全による再入院が
メトプロロール患者で 34% 少なく，左室駆出率の改善率も 0.13 vs 0.06（p
＜0.0001），肺動脈楔入圧の低下も 5 mmHg vs 2 mmHg と，メトプロロー
ルのほうがプラセボに比べて有意によいという結果が出ました．これを機
に β ブロッカーは心不全に禁忌の薬ではなく，心不全治療になくてはなら
ない薬となりました．ビソプロロールを使った CIBIS-Ⅱ という試験では，
最大の予後規定因子が「ビソプロロールを導入できたこと」という結果が
出ているほどです[8]．

　β ブロッカーの使用方法ですが，MUCHA 試験[9]では少量でも十分な効
果が得られ，高用量になると副作用出現率が有意に増えることから，少量
投与が推奨されています．一方，β ブロッカーの用量依存性効果を示す報

告も複数なされており，例えば HF-ACTION のサブ解析では，一次エンドポイント（全死亡＋入院）はカルベジロールの用量と有意な逆相関を示しています（p＝0.02）[10]．両試験を考えると，「βブロッカーは少量でも有効だが，副作用が出ない限りはできるだけ高用量使うことが望ましい」ということになりそうです．HF-ACTION 研究では被験者が欧米人なので，カルベジロールは 50 mg/day まで増量することが推奨されていますが，日本人ではそこまで高用量というのはなかなか困難です．日本人では，カルベジロール 20 mg/day，ビソプロロール 5 mg/day が目標量と考えられています．

●心不全患者に対するβブロッカー推奨維持量
・カルベジロール　20 mg/day
・ビソプロロール　5 mg/day

そうはいっても，薬の応答性は個人個人で違います．それを無視して何が何でも推奨維持量まで増量するのも策がありません．ワーファリンなどでは，PT-INR を 2.0 〜 3.0（高齢者では 1.6 〜 2.6）という薬効の客観的目安があります．βブロッカーではそのような目安はないのでしょうか？βブロッカーの用量設定には，心拍数を目安にします．安静時の心拍数が 50/min を目標に増量します．

●心不全患者に対するβブロッカー増量の目安
　下記のどちらか先に来るまで
・安静時心拍数が 50/min
・非忍容性

2．なぜカルベジロールで血圧降下作用が強いのか？

血管平滑筋では，交感神経 β_2 受容体と α_1 受容体が主に発現しています（図8）．β_2 受容体の活性化は G_s 蛋白質を介してアデニル酸シクラーゼを

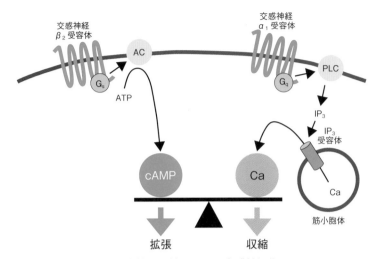

図8 血管平滑筋における交感神経作用

活性化し，ATP から cAMP を産生します．一方，a_1 受容体の活性化は G_q 蛋白質を介してホスホリパーゼ C を活性化し，IP_3 を産生します．IP_3 は筋小胞体の IP_3 受容体を活性化し Ca を筋小胞体から細胞質内に動員します．血管平滑筋では Ca は収縮，サイクリックヌクレオチドは弛緩でしたね．ですので，β_2 受容体の活性化は血管弛緩，そのブロックは血管収縮を引き起こします．一方，a_1 受容体の活性化は血管収縮，そのブロックは血管拡張を引き起こします．

　ビソプロロールは β_1 選択的な β ブロッカーであり，もちろん a ブロッキング作用はもちません．一方，カルベジロールは a ブロッキング作用をもつために血管平滑筋拡張作用，血圧低下作用を示すのです．

実際のカルベジロール・ビソプロロールの使い分けにあたって

　実際のカルベジロールとビソプロロールの使い分けは，気管支喘息・閉塞性動脈硬化症，血圧，肝障害の３つを参考に，次のフローチャートに従って選択します（図9）．

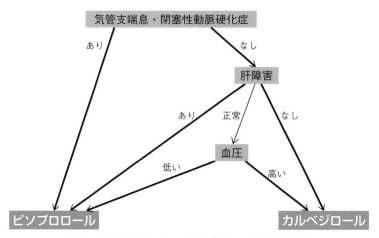

図 9　カルベジロール・ビソプロロールの使い分け

7. 心不全におけるジギタリスの 使い方

❓ 心不全でジギタリスはどのように使うべきなのか？

　　ジギタリスは，古くから心不全治療薬として使われており，薬理学のテキストの中にはいまだに心不全に関するページ数の半分以上を占めているものもあるほどです．ところが，最近までジギタリスは不思議にも大規模臨床試験のエビデンスが乏しい薬物とされていました．最近になって，やっとジギタリスに関する大規模臨床試験が複数報告されてきました．これらをふまえて，心不全でジギタリスはどのように使うべき薬なのか考えてみましょう．

☝ まずは答えから

　少し前のジギタリスに関する臨床試験の結果では，心不全の症状は有意に改善するものの長期予後は改善しなかったと報告されていました．このため，心不全で第一選択薬としては使われなくなり，心房細動を合併する心不全患者のレートコントロールに限り主要薬として使われてきました．ところが，最近の大規模臨床試験では，心房細動患者においてもジギタリスは予後を改善しないばかりか，予後不良の原因であるとの報告が次々に発表されました．以上から，現時点では心不全では一時的な症状の改善のみに用い，心不全患者では新たにジギタリスをレートコントロール目的に使うことは避ける傾向にあります〔これに関しては「心房細動のレートコントロール」の項（p110）参照〕．

どう考えるのか？

1. ジギタリスの作用機序

ジギタリスの標的分子は，Na/K-ATPase（Na-ポンプ）です．収縮といえば何はさておき Ca のはずなのに，Ca とは無関係の Na と K の交換を介在する Na/K-ATPase がなぜ強心薬となるのでしょう？　それは，Na/K-ATPase が Na/Ca 交換体と機能的に共役するからです．Na/K-ATPase により細胞外に放出された3分子の Na が Na/Ca 交換体を介する Ca の細胞外への排出を駆動します（図10A）．ということは，ジギタリスによって Na/K-ATPase をブロックすると，共役する Na/Ca 交換体を介する細胞外への Ca の放出も阻害するので，細胞内 Ca 濃度が上昇し強心作用につながるのです（図10B）．

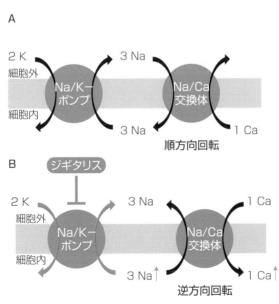

図10　ジギタリスの作用機序

ところで，Na/K-ATPase はすべての細胞に存在しますが，このような作用は心筋細胞だけで起こるものなのでしょうか？　もちろんそんなことはありません．神経細胞で細胞内 Ca が上昇すると神経伝達物質の放出が増強し，神経作用が強くなります．心臓に関係するところでは交感神経も副交感神経も活性が増強します．この際，低濃度のジギタリスから作用する順番ですが，

副交感神経 ＜ 心筋細胞 ＜ 交感神経

となっています．したがって，低濃度では副交感神経活性が増強し，心房細動で心室レートのコントロールが行われます．中等度になると，強心作用を示し，高濃度になると交感神経活性が増強します．ただし，交感神経の活性化によって強心作用とともに催不整脈作用が表に現れるので，ジギタリスによる心不全治療は低濃度ジギタリスが基本です．

2．心不全患者における臨床試験

　PROVED[11]，RADIANCE[12] と呼ばれる臨床研究で，心不全でジゴキシン治療中の患者でジゴキシンの中止の影響を調べ，心不全症状が悪化することを報告しています．ここでは，RADIANCE 試験の結果を示しましょう．178 人の NYHA Ⅱ～Ⅲ，左室駆出率＜35％，洞調律で，ジゴキシン，利尿薬，ACE 阻害薬で治療中の患者で，85 人をジゴキシン継続群，93 人をジゴキシン中止群にランダムに振り分け，12 ヵ月間経過を観察しています．その結果，心不全の悪化をはじめ（図 11）検討したすべての項目で，ジゴキシン中止群でジゴキシン継続群に比べて悪い結果を示しています．
　それでは，ジゴキシンの中止でなく，心不全患者でのジゴキシンの長期予後への影響はどうなのでしょう．DIG（Digitalis Investigation Group）と呼ばれる大規模臨床試験があります[13]．その結果，ジギタリスは心不全による死亡は減少させる傾向にあり，PROVE や RADIANCE の結果をサポートしていますが（図 12 左），全死亡はジギタリス投与により影響を

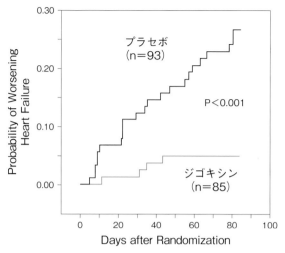

図11　心不全におけるジギタリス中止の効果

(Packer M, et al：Withdrawal of digoxin from patients with chronic heart failure treatment with angiotensin-converting enzyme inhibitors. N Engl J Med 1993；329：1-7 より引用)

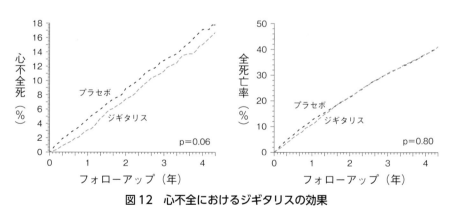

図12　心不全におけるジギタリスの効果

(The Digitalis Investigation Group：The effect of digoxin on mortality and morbidity in patients with heart failure. N Engl J Med 1997；336：525-533 より改変)

受けていません（図12右）．これは，ジギタリスにより不整脈死が増え
たためと説明されています（ただし，不整脈死を検出するのは困難なので，

あくまでも推測にすぎないのでしょう）．ジギタリスは，心不全症状は改善しましたが，生命予後を改善していないことから，生命予後を改善するエビデンスが得られている ARB/ACE 阻害薬，βブロッカーなどに比べて，心不全での使用は限定的となっています．

実際の心不全治療におけるジギタリスの使い方にあたって

　さあ，このように大規模臨床試験で相反する結果が出ているジギタリスはどのように使ったらよいのでしょう？　正解は今のところないというのが正直な答えでしょう．それでは困るので，今あるデータからどうしたらよいか考えてみましょう．

　心不全患者では心不全症状を改善することは間違いないので，ジギタリスは一時的な治療には使ってもよいのでしょう．その場合，生命予後には不整脈死が悪さをしていたので，交感神経活性が上昇する高濃度は避けて低濃度を投与することになります．

文　献

1)　Yancy CW, et al：Safety and efficacy of outpatient nesiritide in patients with advanced heart failure. Results of the second follow-up serial infusions of nesiritide（FUSION Ⅱ）trial. Circ Heart Fail 2008；1（1）：9-16.

2)　Loeb HS, et al：Superioroty of dobutamine over dopamine for augmentation of cardiac output in patients with chronic low output cardiac failure. Circulation 1997；55：375-381.

3)　Backer DD, et al：Comparison of dopamine and norepinephrine in the treatment of shock. N Engl J Med 2010；362.

4)　Abraham WT, et al：In-hospital moratality in patients with acute decompensated heart failure requiring intravenous vasoactive medications. An analysis from the Acute Decompensated Heart Failure National Registry（ADHERE）. J Am Coll Cardiol 2005；46：57-64.

5)　Cuffe MS, et al：Short-term intravenous milrinone for acute exacerbation of chronic heart failure. A randomized controlled trial. JAMA 2002；287：1541-1547.

6) Savarese G, et al : A meta-analysis reporting effects of angiotensin-converting enzyme inhibitors and angiotensin receptor blockers in patients without heart failure. J Am Coll Cardiol 2013 ; 61 : 131-142.

7) Waagstein F, et al : Beneficial effects of metoprolol in idiopathic dilated cardiomyopathy. Metoprolol in dilated cardiomyopathy (MDC) trial study group. Lancet 1993 ; 342 : 1441-1446.

8) CIBIC-II Investigators and Commettees : The cardiac insufficiency bisoprolol study II (CIBIS-II) : a randomized trial. Lancet 1999 ; 353 : 9-13.

9) Hori M, et al : Low-dose carvediolol improves left ventricular function and reduces cardiovascular hospitalization in Japanese patients with chronic heart failure : The multicenter carvedilol heart failure dose assessment (MUCHA) trial. Am Heart J 2004 ; 147 : 324-330.

10) Fiuzat M, et al : Relationship of beta-blocker dose with outcomes in ambulatory heart failure patients with systolic dysfunction. Results from the HF-ACTION (Heart Failure : A controlled trial investigating outcomes of exercise training) trial. J Am Coll Cardiol 2012 ; 60 : 208-215.

11) Uretsky BF, et al : Randomized study assessing the effect of digoxin withdrawal in patients with mild to moderate chronic congestive heart failure : results of the PROVED trial. J Am Coll Cardiol 1993 ; 22 : 955-962.

12) Packer M, et al : Withdrawal of digoxin from patients with chronic heart failure treatment with angiotensin-converting enzyme inhibitors. N Engl J Med 1993 ; 329 : 1-7.

13) The Digitalis Investigation Group : The effect of digoxin on mortality and morbidity in patients with heart failure. N Engl J Med 1997 ; 336 : 525-533.

14) Ebert AD, et al : Characterization of the molecular mechanisms underlying increased ischemic damage in the aldehyde dehydrogenase 2 genetic polymorphisms using a human induced pluripotent stem cell model system. Sci Transl Med 2014 ; 6 : 255ra130.

15) Li Y, et al : Mitochondria aldehyde dehydrogenase-2 (ALDH2) Glu504Lys polymorphism contributes to the variation in efficacy of sublingual nitroglycerin. J Clin Invest 2006 ; 116 : 506-511.

16) Sun L, et al : ALDH2 activator inhibits increased myocardial infarction injury by nitroglycerin tolerance. Sci Transl Med 2011 ; 3 : 107ra111.

17) Brudi P, et al : Efficacy of ezetimibe/simvastatin 10/40 mg compared to doubling the dose of low-, medium- and high-potencystatin monotherapy in patients with a recent coronary event. Cardiology 2009 ; 113 : 89-97.

18) Dagli N, et al : The effects of high dose pravastatin and low dose pravastatin and ezetimibe combination therapy on lipid, glucose metabolism and inflammation. Inflammation 2007 ; 30 : 230-235.

Part 2
虚血性心疾患

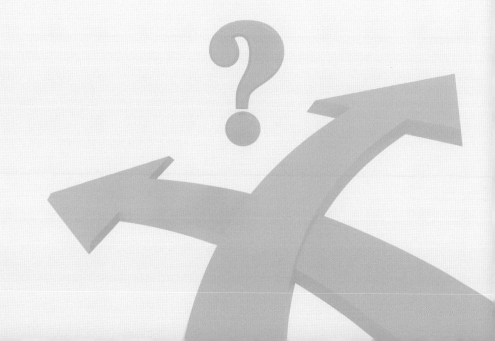

1. 慢性冠動脈疾患のベーシック治療は？

β ブロッカー，Ca 拮抗薬，はたまた硝酸薬？

慢性冠動脈疾患で，狭心症発作の予防に β ブロッカー，Ca 拮抗薬，硝酸薬の 3 薬が使われます．これらはどのように使い分けたらいいのでしょうか？

まずは答えから

慢性冠動脈疾患において，狭心症予防の第一選択薬は労作性狭心症は β ブロッカー，安静時狭心症は Ca 拮抗薬と考えられます．硝酸薬は，長期持続使用する耐性（これを「ニトロ耐性」といいます）から，β ブロッカー，Ca 拮抗薬でもコントロールできない場合に限り使います．

どう考えるのか？

1. 慢性冠動脈疾患の治療方針

狭心症発作出現の有無は，心筋への酸素供給と心筋の酸素需要のバランスで規定されます．冠動脈に動脈硬化により狭窄があると酸素供給量が減少していますが，安静時には何とかこのバランスが保たれており，というのは冠動脈が安静時の 5 倍まで拡張することができるので，狭心症を起こさずにすむからです．ところが，労作などにより心臓の酸素需要が増えると，すでに拡張している冠動脈はそれ以上拡張できず，このバランスが保てなくなり狭心症を起こすというのが労作性狭心症の発症メカニズムです

（図 1）.

　この場合，治療としては酸素供給を増やす方法と酸素需要を減らす方法の 2 つが考えられます．普通に考えると，減っているものを増やすのが筋のように思えます．事実，以前は硝酸薬で冠動脈を拡張し酸素供給を増やす方法が主にとられていたように思います．一時的，すなわち発作時だけであればこれでよいかもしれませんが，不必要なときにも酸素供給を増やすのは実はあまり得策ではありません．これは「酸素毒性」とも呼ばれ，未熟児網膜症で高酸素がよくないのがその代表例です．そこで，最近は酸素需要を減らす方法が主に用いられています．

　酸素需要は，

酸素需要＝心拍数×心筋細胞の酸素利用率（収縮力に比例）

で求められます．すなわち，心拍数と収縮力を減らすことが酸素需要の減少につながります．心拍数と収縮力を減らす代表薬といえば，β ブロッカーと Ca 拮抗薬です．ただし，Ca 拮抗薬は以前は短時間作用型が使われており，血圧低下により反射的に心拍数を増やすことから心血管イベントを増やしたことから，長時間作用型の徐放薬が登場してからも β ブロッカー

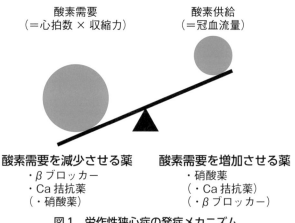

図 1　労作性狭心症の発症メカニズム

をまず第一に選択する傾向にあるようです.

　ただし, 冠攣縮が主な病因となる安静時狭心症（異型狭心症）では, β受容体の遮断は血管平滑筋の収縮を増強します. β_1受容体選択的な薬物であれば大丈夫とはいっても, 選択性がパーフェクトなのか, 不安が残ります. 一方, Ca拮抗薬は細胞内Ca濃度を減らし血管平滑筋を弛緩させることから, Ca拮抗薬が選択されます.

　最近, 女性で冠動脈造影では観察できない程度の細い血管の病変を原因とする「微小血管狭心症（microvascular angina）」という概念が知られるようになってきました. 最近では微小血管の血流を推定する方法なども開発されていますが, 冠動脈造影で検出できないので除外診断に依存する側面があります. ずいぶん昔, 胸痛を訴えるが冠動脈造影で狭窄もスパスムもみつからない症例を「シンドロームX」と呼んでいましたが, これにあたります. 冠動脈造影では, だいたい直径200 μmの血管までみることができますが, 微小血管狭心症の責任血管の直径は100 μm以下とされているので, 冠動脈造影では引っかからないのです. これには, Ca拮抗薬が極めて有効であることがわかってきました. したがって, 基本は,

●労作性狭心症⇒βブロッカー
●安静時狭心症⇒Ca拮抗薬
●微小血管狭心症⇒Ca拮抗薬

です.

　ちなみに, βブロッカーとCa拮抗薬にも酸素供給を増やす作用が弱いながらも存在するので, 純粋に酸素需要を減らすだけではありません. 冠動脈は最終的には心筋内を走っているので, 心筋が収縮しているときには血流は流れず, 心筋が拡張しているときに流れます. βブロッカーは心拍数を減らすことにより拡張時間を長くするので, 冠血流を増やす作用があります. Ca拮抗薬も血管弛緩作用があるので, 冠血流を増やします. 一方, 硝酸薬も血圧低下により後負荷を減らし, 酸素供給の増加だけでなく心筋の酸素需要の減少にも作用します.

2. ニトロ耐性って何？

　硝酸薬は，長期間使用していると効果が減少する「ニトロ耐性」が臨床上問題となり，長期間の持続投与は避ける傾向にあります．ニトロ耐性という言葉を聞いたことがある人もいるかと思いますが，その機序は何かと問われると「あれっ，何だっけ？」となりがちな捉えづらい概念です．現時点では，少なくとも下記の 2 つの機序が働いていると考えられます．

> ❶薬物活性化の減弱
> ❷作用点の減少

　硝酸薬はそれ自身では活性をもたず，生体内で代謝されて一酸化窒素を放出することにより薬物活性を示します．このような薬物のことを「プロドラッグ」と呼びます．この一酸化窒素の遊離に使われる酵素の活性が，硝酸薬の長期投与により減弱します．また，一酸化窒素の作用は，蛋白質のアミノ酸システイン残基のチオール基 -SH に一酸化窒素を付加し，-S-NO とする（これを「ニトロシル化」と呼びます）ことにより作用します．硝酸薬を長期投与すると，一酸化窒素の作用分子のチオール基がほとんどニトロシル化されてしまい，さらに硝酸薬を投与してももう作用するチオール基が残っていない状態となっています．このように，硝酸薬にはニトロ耐性が起こるので持続長期投与は避けましょう．

実際の慢性冠動脈疾患での β ブロッカー，Ca 拮抗薬，硝酸薬の使い分けにあたって

　原則として，労作性狭心症には β ブロッカー，安静時狭心症と微小血管狭心症には Ca 拮抗薬を使います．これら，あるいはこれらの併用でも十分な効果が得られないときに限り，硝酸薬を追加処方します．

2. 高力価硝酸薬と低力価硝酸薬 の使い分け

 強い効果を期待するときは高力価硝酸薬？

　硝酸薬は，高力価のニトログリセリン（ニトロペン®など）な どと低力価の硝酸イソソルビド（ニトロール®）などに分けられ ます．これらはどのように使い分けるのでしょうか？　単純に， 症状が重症で強い効果を期待するときは高力価硝酸薬で，症状が 軽度で弱い効果で十分なときは低力価硝酸薬でよいのでしょう か？

まずは答えから

　高力価硝酸薬は，低力価硝酸薬に比べてニトロ耐性が強く出ると考えら れています．高力価硝酸薬を持続投与していると，いったん心筋梗塞が起 こるとその程度も重症になるとされています．そこで，高力価硝酸薬は極 力持続投与を避け，発作時に一時的に使うようにしましょう．どうしても 持続投与が必要なときは，低力価硝酸薬を選択しましょう．

 どう考えるのか？

1. なぜ，高力価硝酸薬はニトロ耐性が強いのか？

　硝酸薬はプロドラッグであることは前項で説明しましたが，高力価硝酸 薬と低力価硝酸薬ではプロドラッグを活性型にする経路，すなわち一酸化 窒素の遊離に利用されるシステムが異なります．ニトログリセリンは，ミ

トコンドリアのアルデヒド脱水素酵素2（ALDH2）を利用しますが，その他の低力価硝酸薬は小胞体の薬物代謝酵素のCYP450を利用します（図2）．

　ALDH2の酵素活性中心にはシステイン残基があり，そのチオール基が，自身が産生した一酸化窒素によりニトロシル化されると酵素活性が低下します．一酸化窒素産生が過剰とならないようにするシンプルなブレーキシステムです．一方，CYP450には重要な場所にシステイン残基がないのでこのような不活性化する作用がありません．作用の強い高力価硝酸薬にはブレーキシステムがあって，作用の弱い低力価硝酸薬にはそのようなブレーキシステムがないのは理にかなっていますね．したがって，ニトログリセリンなどの高力価硝酸薬はニトロ耐性が強く出ますが，低力価硝酸薬はニトロ耐性が強く出ません．

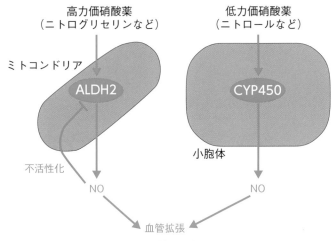

図2　硝酸薬の活性化経路

2. なぜ，高力価硝酸薬の持続投与は心筋梗塞を重症化？

　心筋梗塞が起きたとき，酸化ストレスが生じることは知られていると思います．酸化ストレスにより反応性が増強した酸素「活性酸素」が発生し，これが蛋白質を酸化修飾し，機能不全をもたらします．

　酸化ストレスにより活性化されるのは，実は酸素だけではありません．アルデヒドも活性化されて「活性アルデヒド」となります．活性アルデヒドも蛋白質にアルデヒドを付加します．これを「カルボニル化」と呼びます．カルボニル化された蛋白質も機能不全に陥って，病態を悪化させます（図3）．

　それでは，活性アルデヒドはどのように分解・代謝されるのでしょう？活性アルデヒドも，アルデヒドを分解する酵素 ALDH2 により分解・代謝されます．高力価硝酸薬も ALDH2 で活性化され，そのときに産生される一酸化窒素により不活性化されるのでしたね．高力価硝酸薬を持続投与していると，ALDH2 が不活性化により活性が低下しており，心筋梗塞時に発生する活性アルデヒドを分解できなくなるので，心筋梗塞が重症化するのです（図3）．

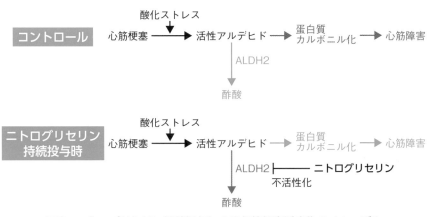

図3　ニトログリセリン持続投与による心筋梗塞重症化のメカニズム

3. お酒が飲めない人は心筋梗塞が重症化？

　ALDH2というと，「アッ，それ聞いたことある」という人もいるのではないでしょうか？

　ALDH2は飲酒と関係します．飲酒をすると，アルコールがアルコール脱水素酵素により分解されてアルデヒドになります．これに続いて，アルデヒドがALDH2により分解されて酢酸になります．この中間代謝物のアルデヒドが悪酔いや二日酔いの原因物質であり，アルデヒドを分解するALDH2の活性の強さによってお酒の強さが決まってきます．

　ALDH2にはよく知られた遺伝子多型があります．野生型をALDH2*1（スター1），遺伝子多型をALDH2*2（スター2）と呼びます．ALDH2*2はALDH2*1の1/16の酵素活性しかもちません．したがって，野生型の*1/*1の人はお酒を飲んでもへっちゃら，遺伝子多型ヘテロの*1/*2の人はお酒を飲むとすぐ顔が赤くなり，遺伝子多型ホモの*2/*2の人はお酒を飲めない下戸となります．仮に野生型の人が1時間で素面に戻る量を飲酒すると，遺伝子多型ヘテロの人は16時間酔いが醒めない，遺伝子多型ホモの人は256時間（＝約10日）酔いが醒めないことになります．もちろん，そこまで飲む前にダウンしてしまうのですが….

　ALDH2の遺伝子多型*2はアルデヒドだけでなく活性アルデヒドを分解する能力も弱いので，遺伝子多型ホモの*2/*2の人は，心筋梗塞が起きたとき活性アルデヒドを分解しにくいので心筋梗塞が重症化します．

　これは，iPS細胞を使った実験でも確認されています．ALDH2*1/*1（野生型ホモ）の人とALDH2*1/*2（遺伝子多型ヘテロ）の人からiPS細胞を作製し，そこから分化誘導した心筋細胞を虚血に曝すという実験が行われました[1]．すると，*1/*1の野生型ホモに比べて*1/*2の遺伝子多型ヘテロのiPS細胞由来心筋細胞で生存率が有意に低く，これにALDH2活性化薬を加えると両者の生存率に差がなくなっています．

　さらにもう1つ，ALDH2はニトログリセリンの活性化に関係していましたね．ALDH2の活性の弱い*2/*2のお酒を飲めない下戸の人は，ニトログリセリンの効きが悪いのでしょうか？　実は，そのようなALDH2と

ニトログリセリンの感受性の関係を調べた臨床研究もすでに行われており，ALDH2*2 をもつ人ではニトログリセリンの効果が低いことが示されています[2].

実際の高力価硝酸薬と低力価硝酸薬の使い分けにあたって

　高力価硝酸薬は極力持続投与を避け，発作時に一時的に使います．ステロイドパルス療法のようなものです．どうしても持続投与が必要なときは，低力価硝酸薬を選択します．例えば，待機的ステント留置術を行う場合，念を入れて前もってニトログリセリンの持続点滴静注を行う施設もあるように聞いています．しかし，ステント留置術後までにニトログリセリンを投与した群と投与しなかった群で術後の心機能の回復を比較した臨床研究では，ニトログリセリン非投与群で心機能が有意に良好であったという結果も得られています[3].　高力価ニトログリセリンは，短時間投与が基本と考えるのが妥当のようです．

3. スタチン通常量で効果不十分の ときはどうするのか？

？　スタチン増量か別機序の薬物の併用か？

　「これまでに最も多くの人の命を救った薬は何か？」と問われ たら，筆者は迷わずペニシリンを挙げます（そのような統計をみ たことがないので，これが正しいかは責任をもちません）．スタ チンは「動脈硬化のペニシリン」と呼ばれ，ペニシリンに匹敵す るほど人類の健康に貢献している薬との捉え方がされています． 血中LDL低下を目指すとき，ファーストチョイスは誰が何とい おうとも現時点ではスタチンでしょう．とはいえ，標準量のスタ チンでは十分な血中LDL低下が得られない人が一定の割合いる ことも確かです．そんな場合はどうしたらよいのでしょう？　ス タチンを増量するのでしょうか，はたまた別機序の薬物を併用す るのでしょうか？

　まずは答えから

　超高リスク患者で，スタチン標準量で厳密なLDL目標値 70 mg/dL以 下を達成しなかった患者で，スタチン倍量，スタチン標準量，エゼチミブ 標準量の併用を比較した試験があり，併用のほうが有効であるとの成績が 出ています．スタチン増量よりも他機序の薬物の併用を積極的に検討しま しょう．

どう考えるのか？

わが国で使用可能なスタチンには 6 種類あり，次の 2 群に分類されます．

●ウィークスタチン：プラバスタチン（メバロチン®），シンバ
　　　　　　　　　スタチン（リポバス®），フルバスタチン
　　　　　　　　　（ローコール®）
●ストロングスタチン：アトルバスタチン（リピトール®），ピ
　　　　　　　　　タバスタチン（リバロ®），ロスバスタチ
　　　　　　　　　ン（クレストール®）

　LDL 高値の程度と目標値によって，どちらかを選択します．ちなみに，
LDL 目標値は，

●低リスク症例：135 mg/dL 以下
●中〜高リスク症例：100 mg/dL 以下
●超高リスク症例：70 mg/dL 以下

と考えられています．
　ここまではあまり選択の余地はありません．選択で迷うのは，標準量の
スタチンで目標値に達しなかった場合です．スタチンを増量するのか，機
序の違う他剤を併用するのか，どちらでしょう？
　欧米で，超高リスク患者でシンバスタチンの標準量 40 mg/day で LDL
70 mg/mL 以下の厳密な目標値を達成できなかった患者で，シンバスタチ
ンの倍量（80 mg/day：211 例）とシンバスタチン 40 mg/day＋小腸コレ
ステロールトランスポーター阻害薬のエゼチミブ（ゼチーア®）10 mg/
day 併用（213 例）を比較した臨床試験があります[4]．さらなる LDL 低下
率はシンバスタチン倍量 4％，エゼチミブ併用 27％，LDL＜70 mg/dL 達
成率はシンバスタチン倍量 31％，エゼチミブ併用 60％で，いずれもエゼ
チミブ併用のほうが有意に良好な結果が得られています．

ちなみに，スタチンの副作用で最も注意が必要なのが筋障害，特に横紋筋融解症です．筋障害の発生率は7〜29％という数値が出されています．コレステロール合成の途中で枝分かれした経路でコエンザイムQ10が作られます（図4）．スタチンの作用点が枝分かれ前なので，コエンザイムQ10の合成も減らしてしまいます．コエンザイムQ10はミトコンドリアの呼吸（酸化的リン酸化）で重要な補酵素で，ミトコンドリアが最も豊富な筋肉でコエンザイムQ10の減少の影響が最も出やすいためと考えられます．それでは，この副作用はスタチン倍量で多かったのでしょうか？これは意外にも両者で有意な差を認めていません．

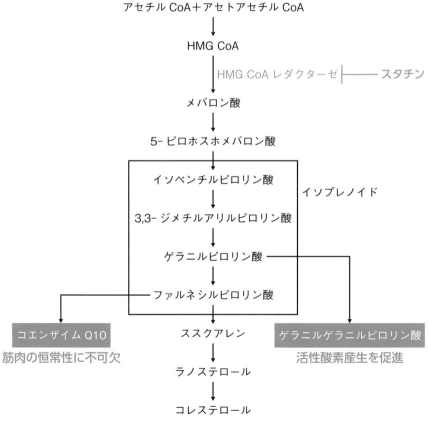

図4　コレステロール合成経路とスタチンの作用点

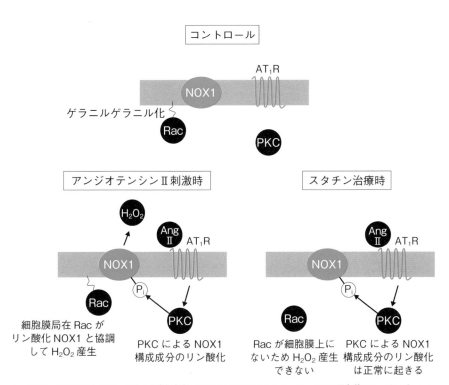

コントロール

AT₁R

NOX1

ゲラニルゲラニル化

Rac

PKC

アンジオテンシンⅡ刺激時

H₂O₂

Ang
Ⅱ AT₁R

NOX1

Rac

Pᵢ

PKC

細胞膜局在 Rac が
リン酸化 NOX1 と協調
して H₂O₂ 産生

PKC による NOX1
構成成分のリン酸化

スタチン治療時

Ang
Ⅱ AT₁R

NOX1

Rac

Pᵢ

PKC

Rac が細胞膜上に
ないため H₂O₂ 産生
できない

PKC による NOX1
構成成分のリン酸化
は正常に起きる

AngⅡ：アンジオテンシンⅡ，H_2O_2：過酸化水素，NOX：NADPH オキシダーゼ，PKC：蛋白質キナーゼ C（protein kinase C），Rac：低分子量 G 蛋白質の 1 種

図 5　スタチンの主要な抗炎症作用のメカニズム

　スタチンには LDL 低下以外に，抗炎症作用，抗酸化作用，抗血小板作用などの多面性効果があることが知られています．これはコレステロール合成過程途中段階で産生されるゲラニルピロリン酸という物質が，細胞で活性酸素を発生する酵素 NADPH オキシダーゼ(NOX)の活性化に必要で，スタチンはコレステロールだけでなくゲラニルピロリン酸の合成も抑えるためです（図 5）．エゼチミブでは抗炎症作用はいわれていないので，抗炎症作用に限るとスタチン倍量のほうが強いのでしょうか？　炎症のマーカーとして高感度 CRP（hsCRP）に対する作用を高用量プラバスタチン（40 mg/day）と低用量プラバスタチン（10 mg/day）＋エゼチミブ（10 mg/day）で比べた研究があります[5]．hsCRP は，高用量プラバスタチンで 6.69

±66.11 mg/L から 3.02±31.07 mg/L，意外や意外，エゼチミブ併用で 6.36
±62.06 mg/L から 2.68±21.79 mg/L で，エゼチミブ併用で有意に抗炎症
作用が強いことも示されています．

実際のスタチン標準量効果不十分のケースにあたって

スタチンの標準量で目標値に達しない場合は，優性の効果，副作用発生
率非劣勢の結果から，エゼチミブとの併用を積極的に考慮しましょう．

新薬 PCSK9 阻害薬の使い方は？

2016 年に PCSK9 阻害薬という新しい LDL 降下薬が発売されました．
PSCK9 という生体内にある分子は，LDL を血中から臓器（主に肝臓）に
取り込む受容体，LDL 受容体を分解する作用をもっています．したがって，
PSCK9 作用を阻害すると LDL 受容体の分解が減るので LDL の取り組み
が増え，血中 LDL 値を下げることができるのです．スタチンはコレステ
ロール合成経路の阻害が直接作用ですが，じつはこれが LDL 低下作用の
主要なメカニズムではありません．コレステロール合成阻害によって細胞
内コレステロール値が低下すると，「コレステロールが足りませんよ，コ
レステロールを取り込んでくださいね」というメッセージが発せられて，
LDL 受容体の発現が増えて，血中 LDL の取り込みが増えるのです．スタ
チンの LDL 降下作用の主要なメカニズムは，こちらの LDL 受容体を増や
すことによるのです．したがって，LDL 受容体を分解する PSCK9 の作用
が体質的に（＝遺伝的に）強い人はスタチンが効きにくい，すなわちスタ
チン無効となりやすいのです．このとき，PSCK9 阻害薬を投与するとス
タチンの効果が発揮されることになるので，スタチン無効例には PCSK9
阻害薬は極めて有効と考えられ，実際の臨床試験でもそのような結果が出
ています[6]．

それでは，スタチン標準量で目標値に達しない場合，エゼチミブでなく

PCSK9阻害薬を使ったほうがよいのか，というと残念ながらそうはなりません．なぜなら，PCSK9阻害薬はPCSK9に対する抗体，すなわち生物製剤です．生物製剤は低分子化合物である一般の薬（スタチンなど）のように大量生産ができないことから極めて高価となり，医療費への負担が膨大となります．そこで，2017年に日本動脈硬化学会から出されたガイドライン「動脈硬化性疾患予防ガイドライン2017年版」では，対象患者は家族性高コレステロール血症および冠動脈疾患二次予防の高リスク症例の2ケースに限定すること，スタチン＋エゼチミブ併用が無効であった場合に限定して投与すること，明記されています．

4. 抗酸化療法の考え方

？　どんな抗酸化療法が利用できるのか？

　酸化ストレスが体に悪いことは，何となく誰でも「そうなんだろうな」と思っていることでしょう．循環器疾患は，酸化ストレスが特に重要な疾患群の1つです．それでは，この酸化ストレスを予防するにはどのような薬物治療がよいのでしょう？　そもそも，利用可能な抗酸化治療薬なんてあるのでしょうか？

　まずは答えから

　残念ながら，今のところ大規模臨床試験で有効性のエビデンスがとられた抗酸化療法はないのではないでしょうか？　「そんな身も蓋もない」といわないでください．これが現実です．そこで，大規模臨床試験におけるエビデンスはないものの，動物実験や臨床少数例での効果が報告されており，理論的にも抗酸化作用が期待される ACE 阻害薬 /ARB, β ブロッカー，スタチンがセカンドチョイスとして使われています．

　どう考えるのか？

1. 3 つの酸化ストレスのソース

　最初に，酸化ストレスがどのようにしてもたらされるのか考えてみましょう．主要な酸化ストレスのソースは次の3つです（図6）．

●ミトコンドリア内：酸化的リン酸化の副産物
●細胞膜：NADPH オキシダーゼ
●細胞外：ミエロペルオキシダーゼ

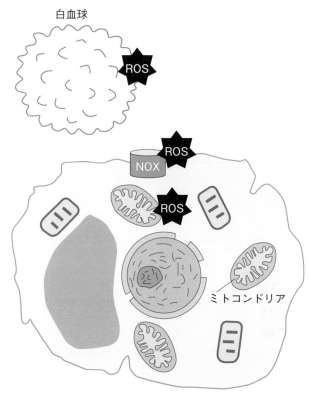

NOX：NADPH オキシダーゼ，ROS：活性酸素種

図6　活性酸素の3つのソース

　この中で，ミトコンドリアでの活性酸素を抑制する手段は現時点では残念ながらありません．細胞膜の NADPH オキシダーゼを直接抑制する薬物もまだ市販されていません．その代わりに，NADPH オキシダーゼの活

性化を制御する ACE 阻害薬 /ARB とスタチンが用いられます.

　ミエロペルオキシダーゼは，血管壁などに侵入してきた白血球から分泌される酵素で，細胞外で活性酸素を産生します. 動脈硬化に強く関係するのでその抑制薬の開発が強く求められていますが，現時点ではミエロペルオキシダーゼをダイレクトに抑制する化合物もありません. こちらもその代用として β ブロッカーを用います. β ブロッカーは白血球の動員を抑えることで，間接的に細胞外での活性酸素産生を抑制してくれます.

2. ACE 阻害薬 /ARB の抗酸化作用

　NADPH オキシダーゼは，1 型 Ang II 受容体（AT$_1$ 受容体）刺激によりリン酸化されて活性化されます. そこで，ACE 阻害薬や ARB は以前から抗酸化作用をもつことが示唆されています. 動物実験では抗酸化作用が示されていますが，臨床で抗酸化作用を示すか否かは不明です. 抗酸化薬の切り札がない現状では，ACE 阻害薬や ARB は急性冠症候群などの抗酸化治療が必要なときには積極的に使われています.

3. スタチンの抗酸化作用

　NADPH オキシダーゼは，AT$_1$ 受容体を介するリン酸化により活性化すると説明しましたが，これにはもう 1 つの因子が不可欠です. これは，Rac と呼ばれる低分子 G 蛋白質が NADPH オキシダーゼ近傍に存在することです. 細胞膜は脂質なので，蛋白質が細胞膜に局在するためには脂溶性の部分があることが不可欠です. イオンチャネルや受容体などには脂溶性の領域がありますが，低分子量 G 蛋白質には脂溶性の領域がないので，そのままでは NADPH オキシダーゼのある細胞膜に位置することはできません.

　このような蛋白質が細胞膜に位置するためには，蛋白質が脂質修飾を受ける必要があります. 脂質修飾にも種々あります. Rac の脂質修飾は，ゲラニルゲラニル化といわれる変わった名前の脂質修飾です. ゲラニルゲラ

ニル化するための原料はゲラニルゲラニルピロリン酸と呼ばれる物質で，コレステロール生合成の途中で枝分かれして合成されます（図4参照）．スタチンはこの枝分かれ以前でコレステロール生合成を阻害するので，ゲラニルゲラニルピロリン酸の生合成も阻害します．すると，Racが NADPHオキシダーゼ近傍に位置できなくなり，酸化ストレスが軽減されます（図5参照）．スタチンが抗酸化作用があるといわれるのは，このためと考えられています．

4．βブロッカーの作用

　ミエロペルオキシダーゼは，白血球から分泌される酸化酵素です．主に血管壁でLDLを酸化することで酸化LDLとし，動脈硬化の進展を促進します．したがって，この酵素を抑制する薬物が開発されれば心筋梗塞や脳梗塞などの動脈硬化を主因とする疾患にとってまたとない朗報です．多くの製薬会社がこれに取り組んでいるようですが，まだその有効な薬物はありません．現時点では，βブロッカーが骨髄から白血球の動員を抑制することによって間接的にミエロペルオキシダーゼ由来の酸化ストレスを抑制するので使っています．

　それでは，βブロッカーがどのようにして白血球の動員を抑制するのでしょう？　白血球の起源は造血幹細胞で，骨髄中では造血幹細胞は骨髄の類洞血管内皮細胞に存在します．これを「血管性ニッチ」と呼びます．血管性ニッチ造血幹細胞の白血球への分化と末梢流血中への動員は，β受容体のうちのβ_3受容体刺激がトリガーとなります．βブロッカーはこの受容体を遮断することで，白血球の動員を抑制すると考えられています．

　この経路はさまざまな病態に関与します．例えば，心筋梗塞を発症した患者では，心筋梗塞の再発が多いと考えられており，心筋梗塞発症後1年間で17.4％といわれています．従来はそもそも心筋梗塞を起こす患者は冠動脈疾患のリスク因子，例えば喫煙，脂質異常症，肥満などが多いので，心筋梗塞を再発しやすいのだろうと考えられていましたが，これらを補正してもなお心筋梗塞の再発率は高いようです．

心疾患はわが国の死亡統計の第2位（約16％）を占めており，その中でも心筋梗塞が最も多い死亡原因です．初回心筋梗塞の救命率は，血栓溶解療法（t-PA）導入や緊急経皮的冠動脈形成術の普及により実に90％に近づいています．これらが意味するのは，心筋梗塞生存者が増えているということであり，今後はその再発率の予防，すなわち心筋梗塞二次予防の重要性が増すものと思われます．心筋梗塞の疼痛による交感神経の活性化，これによる骨髄からの白血球の動員が心筋梗塞再発の機序と考えられています．実際，心筋梗塞発症時の末梢白血球数と予後は相関します．

実際の抗酸化治療が必要なケースにあたって

　もうおわかりいただけたと思いますが，今のところ残念ながら「これぞ抗酸化治療だ」と胸を張っていえるような切り札はないのです．それでも，急性冠症候群などではプラークの不安定化を抑えるために抗酸化治療が望まれます．急性冠症候群では，心臓の酸素需要を減らすためにβブロッカー，LDL低下を狙ってスタチンを標準で処方します．

　都合がよいことに，これらは動物実験では抗酸化作用が示されています．また，例えば高血圧を合併した患者では利尿薬やCa拮抗薬ではなく，抗酸化作用が期待されるACE阻害薬/ARBをチョイスする，などのセカンドベストを目指した治療を行うことが現時点での妥当な治療戦略といえるでしょう．

文　献

1)　Ebert AD, et al：Characterization of the molecular mechanisms underlying increased ischemic damage in the aldehyde dehydrogenase 2 genetic polymorphisms using a human induced pluripotent stem cell model system. Sci Transl Med 2014；6：255ra130.

2)　Li Y, et al：Mitochondria aldehyde dehydrogenase-2（ALDH2）Glu504Lys polymorphism contributes to the variation in efficacy of sublingual nitroglycerin. J Clin Invest 2006；116：506-511.

3) Leesar MA, et al : Delayed preconditioning-mimetic action of nitroglycerin in patients undergoing coronary angioplasty. Circulation 2001 ; 103 : 2935-2941.

4) Brudi P, et al : Efficacy of ezetimibe/simvastatin 10/40 mg compared to doubling the dose of low-, medium- and high-potencystatin monotherapy in patients with a recent coronary event. Cardiology 2009 ; 113 : 89-97.

5) Dagli N, et al : The effects of high dose pravastatin and low dose pravastatin and ezetimibe combination therapy on lipid, glucose metabolism and inflammation. Inflammation 2007 ; 30 : 230-235.

6) Ridker PM, et al : Cardiovascular efficacy and safety of bococizumab in high-risk patients. E. Engl. J. Med 2017 ; 376 : 1527-1539.

Part 3

高血圧

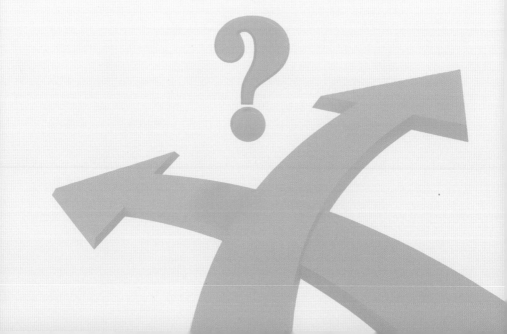

Part3　高血圧

1. 最初に処方する降圧薬を どう選択するのか？

？　主要降圧薬から選ぶのか第一選択薬から選ぶのか？

　高血圧の治療ガイドラインは，5年ごとに1の位に「4」あるいは「9」がつく年（2009年，2014年など）に改訂されています．降圧薬の分類方法として，「主要降圧薬」と「第一選択薬」という2つの表現が使われています．2009年のガイドラインまでは主要降圧薬と第一選択薬は同一だったので，特別混乱することはありませんでした．ところが，2014年のガイドラインではβブロッカーが主要選択薬には含まれている一方，第一選択薬からは外れたため，主要降圧薬と第一選択薬をどう使い分けたらいいのか少し混乱する方もいらっしゃるようです．これらはどう使い分けたらよいのでしょうか？

 まずは答えから

　最初の降圧薬選択の手順として，2ステップの方法が推奨されています．ステップ1では，患者が高血圧以外に（高血圧との関連するものも含めて）もつ病態や背景をもとに主要降圧薬から選択し，このような病態や背景がない場合は第一選択薬から最初の降圧薬を選択します．

どう考えるのか？

1. 降圧薬選択のステップ1

2009年のガイドラインでは，主要降圧薬・第一選択薬はともに，

- Ca 拮抗薬
- ARB
- ACE 阻害薬
- 利尿薬
- βブロッカー

の5種類でした．2014年のガイドラインでは，主要降圧薬はこの5種類，第一選択薬はβブロッカーを除いた4種類となっています．2019年度に5回目のガイドラインが発表されました．主要降圧薬・第一選択薬には変化がありません．変化があったのは降圧目標です．降圧目標は，下記となっています．

- 75歳未満・糖尿病合併患者・慢性腎疾患（CKD）合併患者：
  診察室 < 130/80 mmHg・家庭 < 125/75 mmHg
- 75歳以上で糖尿病・慢性腎疾患（CKD）の合併のない患者：
  診察室 < 140/90 mmHg・家庭 < 135/85 mmHg

目標血圧の数値が下がっているとともに，家庭血圧の目標が設定されています．ちなみに，わが国では高血圧患者の76.5％，非高血圧患者の38.5％が家庭血圧計を所有しているといわれています．それでは，このような変更の狙いは何だったのでしょう．自分はガイドライン作成に関わっていないので正確なところはわかりませんが，聞こえてくるところでは「降圧の厳格な遵守」が狙いのようです．現在4,300万人の高血圧患者がいます．

この中で，血圧コントロールの目標に達している患者は1,200万人，わずか27％です．これは，服薬アドヒアランスの不良，不適切な生活習慣に加えて，医師側の臨床的な惰性（clinical inertia）が原因と考えられています．収縮期血圧が10 mmHg，拡張期血圧が5 mmHg上昇すると心臓血管疾患が10％上昇すると考えられているので，医師側にも危機感をもってもらおう，というのが狙いの1つだったようです．

　それでは，降圧薬としてどれを選ぶのがよいのでしょうか？　そもそも，「選択がよかった，悪かった」の判断はどのようにしたらよいのでしょうか？　血圧が上がっただけでは人は死にません．血圧が上がったことに伴う脳梗塞，心血管イベント，腎障害などの合併症が問題となり，これらを減らす選択，イコールこれらによる死亡率を減らす選択がよい選択といえます．すなわち，「降圧そのものが目標ではなく，生命予後の改善が目標」といえます．

　そこで，降圧薬選択の第一ステップでは患者の高血圧以外の病態や背景によって降圧薬を選択します．例えば，心不全ではARBやACE阻害薬が第一選択薬になるので，心不全を合併した高血圧でもARBやACE阻害薬がよいこと，虚血性心疾患ではβブロッカーが第一選択薬になるので，虚血性心疾患を合併した高血圧でもβブロッカーを選択しましょう，となります．これを系統的に整理した表が2014年のガイドラインで発表されています（表1）．これに従う降圧薬の選択をステップ1あるいは「積極的適応」といいます．ポイントを整理すると，

- βブロッカーは，心不全・頻脈・狭心症・心筋梗塞後に積極的適応となっており，第一選択薬から外れたことで「心保護薬」としての位置づけが逆にはっきりしたとポジティブに捉えることができます.
- 慢性腎疾患では，蛋白尿がない場合は Ca 拮抗薬・ACE 阻害薬/ARB・サイアザイドは同等ですが，蛋白尿がある場合は ACE 阻害薬/ARB のほうが腎機能維持効果が有意によいという結果が出ています.
- 利尿薬とβブロッカーは新規発症の糖尿病をプラセボに比べて有意に増やすという結果が出ていることから，糖尿病・メタボリック症候群患者では避けます.
- 2009 年のガイドラインでは高齢者として一括りになっていたものが細分化されて，骨粗鬆症では腎尿細管での Ca 再吸収を促進することからサイアザイド利尿薬，誤嚥性肺炎では ACE 阻害薬が咳嗽反射・嚥下反射を誘発することから推奨されます.

表1 主要降圧薬の積極的適応

	Ca拮抗薬	ACE阻害薬/ARB	サイアザイド系利尿薬	βブロッカー
左室肥大	●	●		
心不全	×	●	●	●
頻脈	●*1			●
狭心症	●			●
心筋梗塞後		●		●
CKD 蛋白尿（−）	●	●		
CKD 蛋白尿（＋）		●		
脳血管障害慢性期	●	●	●	
糖尿病/メタボリック症候群		●		
骨粗鬆症			●	
誤嚥性肺炎		●*2		

CKD：慢性腎疾患，*1：ジヒドロピリジン誘導体以外，*2：ACE阻害薬

2．ステップ2—積極的適応がない場合

　積極的適応がない場合，どの降圧薬を選ぶかを左右する重要なメタ解析が2001年に発表されています[1]．図1は，横軸に収縮期血圧の（コントロール—試験薬）を示します．つまり右に行くほど試験薬による降圧効果が強いことを意味します．縦軸には心血管死のオッズ比を（試験薬/コントロール）で示します．すなわち，上に行くほど心血管死が多いことを示しています．これから明らかなことは，降圧効果が大きいほど心血管死を減らしているということです．降圧薬の目標は，「降圧ではなく生命予後の改善」と説明したのですが，患者背景による降圧薬の優劣がない場合は，「降圧の程度がよい生命予後改善のサロゲートマーカー」となるのです．

　そこで，Ca拮抗薬・抗RAS（renin-angiotensin system）薬（ACE阻害薬/ARB）・サイアザイド利尿薬から，降圧効果が最も強いものを選択することになります．

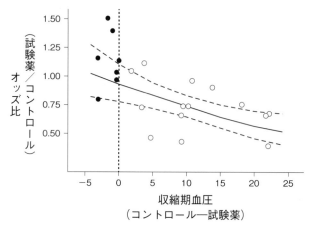

図1　降圧効果と心血管死亡率の関係

(Staessen JA, et al：Cardiovascular protection and blood pressure reduction：a meta-analysis. Lancet 2001；358：1305-1315 より改変)

実際の最初の降圧薬の選択にあたって

　まずは患者の高血圧以外の病態・背景によって，ステップ1として積極的適応を考えましょう．特にポイントとなるのが，心保護作用を期待する場合はβブロッカー，蛋白尿を伴う慢性腎疾患では抗RAS薬，糖尿病・メタボリック症候群でも抗RAS薬，骨粗鬆症患者ではサイアザイド利尿薬，誤嚥性肺炎のリスクのある患者ではACE阻害薬が推奨されます．

　積極的適応がない場合は，ステップ2として第一選択薬から選択しますが，この場合「降圧の程度＝生命予後改善の程度」となるので，降圧効果が最もよいものを選択しましょう．

2. 積極的適応がない場合の降圧薬の選択

？ Ca拮抗薬・抗RAS薬・サイアザイド利尿薬のどれをチョイスするのか？

　積極的適応がない患者さんでは，Ca拮抗薬・抗RAS薬・サイアザイド利尿薬の第一選択薬の中から降圧効果の強い薬物を選ぶことになります．この3薬を選択する場合には，try and errorしかないのでしょうか？　それではあまりに芸がないように思われます．何か手がかり，ヒントはないのでしょうか？

まずは答えから

　筆者は次の3つを参考に，積極的適応のない場合の降圧薬をチョイスします．

- 収縮期高血圧か，拡張期高血圧か？
- 血圧の日内変動はどうか？
- 食塩感受性かどうか？

どう考えるのか？

1. 収縮期血圧・拡張期血圧による考え方

　高血圧といっても，収縮期血圧が高い人・拡張期血圧が高い人などさまざまです．それは，収縮期血圧と拡張期血圧の調節メカニズムが異なるからです．それぞれの血圧は，下記により規定されます．

> 収縮期血圧＝心拍出量÷動脈コンプライアンス
> 拡張期血圧＝心拍出量×血管抵抗

両者に共通の心拍出量は，

> 心拍出量＝心拍数×1回拍出量

で求めることができます．1回拍出量は，循環血液量と心臓の収縮力が関係するので，これらを抑える利尿薬・Ca拮抗薬は収縮期血圧・拡張期血圧の両方に効果があります．

　収縮期血圧と拡張期血圧の違いを生むのが，動脈コンプライアンスと血管抵抗です．これを理解するためには，動脈には下記の2つのタイプがあることを理解しましょう．

> 太い動脈（大動脈など）：弾性血管⇒弾性線維に富む
> 細い血管（末梢血管など）：抵抗血管（筋性血管）⇒平滑筋に富む

　動脈コンプライアンスとは動脈の収縮性のことで，主に弾性血管によって規定されます．残念ながら，動脈コンプライアンスに直接的に介入する薬物はありません．すなわち，収縮期血圧だけを下げるよい薬はないのです．実は，動脈コンプライアンスが下がると収縮期血圧が上がるのに対して，拡張期血圧は逆に下がる傾向があります．収縮期血圧が高いので，

Ca拮抗薬やサイアザイド利尿薬を投与すると，拡張期血圧も下がって正常以下になってしまい，治療に困ることがあるのは，こんな理由があるのです．

　血管抵抗はどのように調節されているのでしょうか？　血管抵抗は平滑筋の収縮・拡張状態を反映します．平滑筋の収縮・拡張は，細胞内のCa濃度とサイクリックヌクレオチド（cAMP・cGMP）濃度の2つの対立する因子による調節を受けます（図2）．平滑筋細胞の細胞内Ca濃度が上がると血管は収縮し，サイクリックヌクレオチド濃度が上がると血管は拡張します．細胞内Ca濃度は，細胞膜のCaチャネルを介するCaの流入，細胞内のCa貯蔵庫である小胞体からのCa放出の2つにより規定されます．小胞体からのCa放出は，細胞膜に存在する交感神経α_1受容体およびAT$_1$受容体が，それぞれノルアドレナリン・アンジオテンシンⅡにより刺激されることにより惹起されます．一方，サイクリックヌクレオチドでは，cAMPは交感神経β_2受容体の刺激，cGMPが一酸化窒素によるグアニル酸シクラーゼの活性化によって産生されます．そこで，血管抵抗はCa拮抗薬・抗RAS薬・硝酸薬により下がります．

　通常，若年者でいきなり動脈硬化がくることは少ないので，高血圧はまずは拡張期高血圧として始まることが普通です．これによって長い間血管

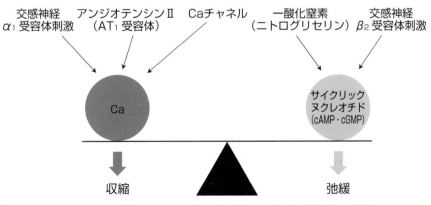

図2　Caとサイクリックヌクレオチドによる平滑筋収縮の調節

に負荷がかかり続けると動脈硬化が起こり，収縮期高血圧へと移行します．以上から，次のような薬物選択が考えられます．

●収縮期血圧のみ高血圧（比較的高齢者）⇒ Ca 拮抗薬・
　　　　　　　　　　　　　　　　　　　　サイアザイド利尿薬
●拡張期血圧のみ高血圧（比較的若年者）⇒抗 RAS 薬
●収縮期・拡張期血圧両方の高血圧⇒ Ca 拮抗薬

2. 血圧の日内変動を考慮した考え方

　血圧には，日内変動があります（図3）．一般的なのが「ジッパー型」と呼ばれるタイプで，日中の血圧に比べて夜間の血圧が10％以上低いものです．夜間に血圧が下がるのは，日中の活動がもたらす Na 利尿によると考えられています．「ノン・ジッパー型」といわれるのは，夜間の血圧低下が10％未満のものです．逆に夜間の血圧のほうが高いものを，「逆ジッパー型」といいます．また，日中血圧に比べて早朝血圧が20 mmHg 以上高いものを「モーニングサージ」といいます．

　ノン・ジッパー型，逆ジッパー型では，日中の Na 利尿が不足していると考えられるので，利尿薬が効果的と考えられています．一般的なジッパー型では，1日の血圧を均等に下げるとされる抗 RAS 薬，Ca 拮抗薬が使われます．モーニングサージでは，就寝前の α ブロッカーが有効とされます．

　ただし，α ブロッカーは2009年のガイドラインでふらつき・起立性低血圧の副作用のため第一選択薬から外れた経緯があります．高齢者では，夜間トイレに起きたときにふらついて転倒し，骨折⇒寝たきりというのでは患者さんの早朝高血圧は直したけど，QOL は大きく下げた，ということになってしまいます．すなわち，α ブロッカーは効果的ではあっても使いづらい面があるのです．そこで，Ca 拮抗薬を就寝前に投与することで代用することがしばしばあります．

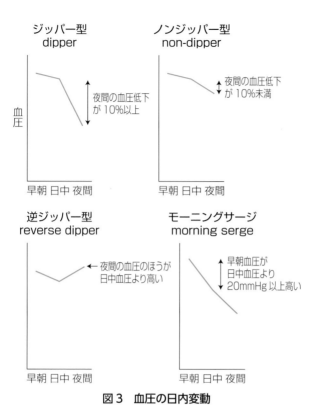

図3　血圧の日内変動

3. 食塩感受性を考慮した場合

　食塩感受性とは，「減塩により血圧が10％以上下がるもの」と定義されます．日本人では食塩感受性の割合が高く，正常血圧者でも15〜53％，高血圧患者では20〜74％とされています．食塩感受性が亢進している高血圧ではNa再吸収を抑制するサイアザイド系利尿薬が好まれます．それでは，どのような患者が食塩感受性高血圧なのでしょうか？　これにも参考となるヒントがあります．高齢者，低レニン性の高血圧，インスリン抵抗性，糖尿病，慢性腎疾患（CKD）合併高血圧の場合は，食塩感受性である可能性が高いと考えられています．

4. Try and error は必要ないか？

　Try and error はスマートじゃなく，考慮する必要がないのでしょうか？　これに関連して，2000 年に降圧コントロールが不良となる原因を調べたという面白い研究[2]があります．これによると，主なコントロール不良の原因は次の 2 つに行きつく，と結論しています．

> ❶最初に適切な薬剤を選択できていないこと
> ❷いったん降圧薬治療を開始すると，医師も安心してしまうのか，細かく薬剤を変更する気配りに欠けること

　①は，積極的適応です．積極的適応がない場合は本章の 1 〜 3 を基準に適切な薬剤を選択するように努めたいものです．それでもなかなか効かないことがあるので，その場合は②，すなわち「try and error」が重要になってきます．1 〜 3 の頭でっかちだけではだめで，try and error の実践的な対応も決しておろそかにはできないということでしょう．2019 年度のガイドラインで「臨床な惰性」が問題視されたのは，try and error が実践されてないことへの警鐘なのかもしれません．

 実際の積極的適応がない場合の降圧薬の選択にあたって

収縮期血圧・拡張期血圧の違いを基準にして，

> ●収縮期血圧のみ高血圧（比較的高齢者）⇒ Ca 拮抗薬・サイアザイド利尿薬
> ●拡張期血圧のみ高血圧（比較的若年者）⇒抗 RAS 薬
> ●収縮期・拡張期血圧両方の高血圧⇒ Ca 拮抗薬

　日内変動を考慮して，

●終日高血圧⇒ Ca 拮抗薬・抗 RAS 薬
●夜間高血圧⇒サイアザイド利尿薬
●早朝高血圧⇒α₁ ブロッカー（Ca 拮抗薬）

食塩感受性患者〔高齢者，低レニン性の高血圧，インスリン抵抗性，糖尿病，慢性腎疾患（CKD）合併高血圧〕の場合，

●サイアザイド利尿薬

これらの3つの観点から降圧薬を選択し，あとは try and error で行いましょう．

3. 併用薬の選び方

？ 単剤標準用量で目標の降圧効果が得られないとき，増量か多剤併用か？

　1つの降圧薬を標準用量処方しただけでは，目標となる降圧効果が得られないことは珍しいことではありません．そのような場合，同じ薬物の増量，例えば倍量などを投与するのでしょうか？それとも機序の異なる他剤と併用するのでしょうか？　もし併用するのであれば，その使い方はどのように考えたらよいのでしょうか？

まずは答えから

　大規模臨床試験の結果で，降圧目標を達成する率は多剤併用のほうが単剤の増量よりも有意に高いという結果が得られています．その場合，

- Ca 拮抗薬＋ ARB/ACE 阻害薬
- Ca 拮抗薬＋サイアザイド利尿薬
- ARB/ACE 阻害薬＋サイアザイド利尿薬

の組み合わせを選びます．ARB＋ACE 阻害薬は禁忌とまではいきませんが，推奨はされません．併用する場合でも，腎機能障害や高カリウム血症に十分な注意が必要です．

どう考えるのか？

1. 単剤併用で十分な降圧効果が得られないことは，どの程度あるのか？

　ずいぶん古いデータになってしまいますが，1993 年に単剤標準用量で治療した場合の降圧目標達成率が報告されています[3)]．一見すると 40 ～ 60％の目標達成率があるようにみえますが（図 4 棒内黒数字），プラセボでも 25％の目標達成率があったので，これを差し引くと目標達成率は 23 ～ 45％，平均で 32％となります（図 4 青数字）．つまり，単剤の標準用量では 3 人に 1 人しか降圧目標を達成することができないといえます．

降圧薬
1. ジルチアゼム（Ca 拮抗薬）
2. アテノロール（β ブロッカー）
3. クロニジン（中枢性交感神経ブロッカー）
4. ヒドロクロロチアジド（利尿薬）
5. カプトプリル（ACE 阻害薬）
6. プラゾシン（α ブロッカー）
7. プラセボ

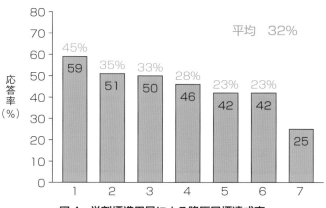

図 4　単剤標準用量による降圧目標達成率

〔Materson BJ,et al：Single-drug therapy for hypertension in men．A comparison of six antihypertensive agents with placebo．The Department of Veterans Affairs Cooperative Study Group on Antihypertensive Agents．N Engl J Med 1993；328（13）：914-921 より改変〕

2. 増量か他剤併用か？

　それでは，単剤で降圧目標に達しなかった2/3の人ではどうするのでしょう？　同じ薬物の増量がよいのでしょうか，他剤との併用がよいのでしょうか？　総数11,000人に及ぶ42研究で，単剤の標準投与量で降圧目標に収縮期血圧で20 mmHg以上および／あるいは拡張期血圧で10 mmHg以上達しなかった場合，その薬物を倍量に増量するのと他剤の標準投与量を併用するのとを比較したメタ解析があります（図5）[4]．その結果，多剤併用のほうが約5倍降圧効果が大きくなっています．すなわち，単剤の増量より多剤併用のほうが効果的といえます．

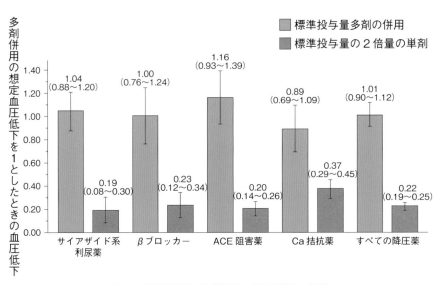

図5　単剤増量と多剤併用の降圧効果の比較

〔Gupta AK,et al：Compliance, safety, and effectiveness of fixed-dose combinations of antihypertensive agents：a meta-analysis. Hypertension 2010；55（2）：399-407 より改変〕

3. どの薬物を組み合わせるか？

　多剤併用がよいことがわかったところで，次はどの薬物を組み合わせるかです．2014 年のガイドラインでは図 6 のように，Ca 拮抗薬−抗 RAS 薬，Ca 拮抗薬−利尿薬，抗 RAS 薬−利尿薬，の 3 つの組み合わせが推奨されています．最近では 2 種類以上の成分をもつ配合剤が数多く発売されています．降圧剤の配合剤では，Ca 拮抗薬と利尿薬，ARB と利尿薬の配合剤が発売されていることは，これら 2 剤の組み合わせが良好な成績を上げているということを反映しているのでしょう．ACE 阻害薬と ARB の抗 RAS 薬の間での併用は禁忌とはされていませんが，推奨されていません．これは，併用することにより腎機能障害や高カリウム血症のリスクが増えるためです．

　また，2 剤でも降圧目標に達しない場合は，Ca 拮抗薬−抗 RAS 薬−利尿薬の 3 剤の組み合わせが推奨されています．最近では，ミカトリオ®配合剤といってこれら 3 剤併用の配合剤も発売されています．

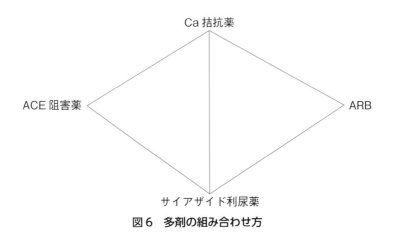

図 6　多剤の組み合わせ方

実際の併用薬の選択にあたって

　単剤の標準量で目標の降圧が得られる確率は，おおむね1/3と考えられます．不幸にも残りの2/3に入ってしまった場合は，単剤を増量するのではなく他剤の併用を積極的に取り入れましょう．この場合，第一選択薬のCa拮抗薬，抗RAS薬，サイアザイド系利尿薬の中から2剤を選択することが推奨されます．抗RAS薬の中の併用，すなわちACE阻害薬とARBの併用はできたら避けましょう．

4. 薬剤抵抗性高血圧の次の 一手は？

βブロッカー，αブロッカー，あるいは Kオープナー？

　Ca拮抗薬 - 抗RAS薬 - 利尿薬の３剤の併用によっても降圧目標に達しないものを「薬剤抵抗性高血圧」あるいは「治療抵抗性高血圧」と呼びます．この場合，４剤目を併用することになりますが，４剤目には何が選択されるのでしょうか？　2014年のガイドラインで第一選択薬から除外されたβブロッカーでしょうか？　2009年のガイドラインで第一選択薬から外されたαブロッカーあるいはKオープナーでしょうか？

まずは答えから

　薬剤抵抗性高血圧患者では，第４の降圧薬として，2014年のガイドラインで第一選択薬から除外されたβブロッカー，2009年のガイドラインで第一選択薬から除外されたαブロッカー，および今まで第一選択薬となったことがない抗アルドステロン薬の３剤から選ぶことが推奨されています．

どう考えるのか？

1. βブロッカー，αブロッカー，抗アルドステロン薬の臨床比較試験

　薬物抵抗性高血圧に対する第４剤として，βブロッカー，αブロッカー，

抗アルドステロン薬の比較を行った臨床試験PATHWAY-2が2015年Lancet誌に発表されました[5]．Ca拮抗薬・抗RAS薬・サイアザイド系利尿薬最大耐用量を3ヵ月以上継続しても，坐位収縮期血圧≧140 mmHg（糖尿病患者は≧135 mmHg），家庭収縮期血圧（4日で18回測定）≧130 mmHgの薬物抵抗性高血圧の患者を対象としています．これに加えてβブロッカーのビソプロロール（5～10 mg），αブロッカーのドキサゾシン（4～8 mg），抗アルドステロン薬のスピロノラクトン（25～50 mg），プラセボをクロスオーバーデザインであらかじめ決めた順に投与し，各薬剤は12週ずつ，低用量を6週間，倍量をさらに6週間投与するという手の込んだ臨床研究を行っています．

　その結果を図7に示します．ベースラインでは，収縮期血圧が147.6±13.2 mmHg，拡張期血圧が84.2±10.9 mmHgでした．平均家庭収縮期血圧が，スピロノラクトンにより8.70 mmHg低下し，この降圧効果はビソプロロールより4.48 mmHg，ドキサゾシンより4.03 mmHg有意に大きくなっています．

　これにより，薬物抵抗性高血圧の第4剤目としてスピロノラクトンの優位性が示唆されています．本結果はまだガイドラインには反映されていませんが，2019年のガイドラインには反映される可能性があるのかもしれません．

2. 腎交感神経アブレーション

　腎臓の交感神経興奮は，傍糸球体細胞膜にある交感神経β_1受容体を活性化し，レニンの分泌を誘導します．これによって，腎交感神経は脳と腎の間で血圧調整シグナルを伝えています．高周波アブレーションにより，経皮的に腎交感神経を遮断する腎デナベーション（RDN）が，最近薬剤抵抗性高血圧患者の治療に応用されています．

　その有効性と安全性を検討したSymplicity HTN-1試験の結果が2014年Lancet誌に発表されました[6]．Symplicity HTN-1試験はオープンラベル試験で，オーストラリア，欧州，米国の19施設で153人を登録してい

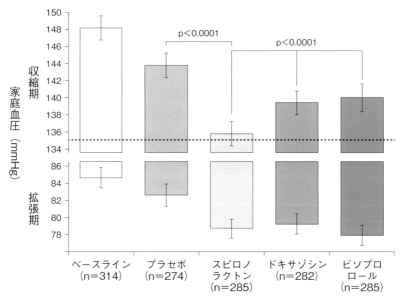

図7 薬剤抵抗性高血圧に対する第4剤の比較

〔Williams B, et al：Spironolactone versus placebo, bisoprolol, and doxazosin to determine the optimal treatment for drug-resistant hypertension（PATHWAY-2）：a randomized, double-blind crossover trial. Lancet 2015；386：2059-2068 より引用〕

ます．患者は，収縮期血圧が160mmHg以上で，最適用量の利尿薬を含む3剤以上の降圧薬を使用しているが薬物抵抗性高血圧であることが確認された症例です．患者のベースラインでの平均血圧は175±16/98/14 mmHgでした．ベースラインから1ヵ月後には収縮期血圧が−21 mmHg，拡張期血圧が−10 mmHg，36ヵ月後にはそれぞれ−32 mmHg，−14 mmHgとなっています．69％の患者で，治療から1ヵ月後に収縮期血圧が10 mmHg以上低下し，6ヵ月後にはその割合は81％に，12ヵ月後には85％，24ヵ月後には83％，36ヵ月後は93％になっています．20 mmHg以上低下した患者の割合も，1ヵ月後が59％，6ヵ月後が63％，12ヵ月後は66％，24ヵ月後は74％，36ヵ月後は77％でした（図8）．

　このように，RDNは薬物抵抗性高血圧患者で長期的に血圧を顕著に低下させています．論文では，1名でステント留置を必要とする腎動脈の狭

窄を認めていますが，それ以外は RDN に関連する合併症の記載はありません．

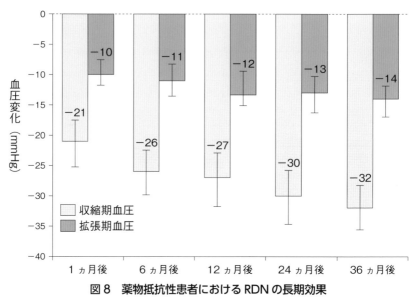

図 8　薬物抵抗性患者における RDN の長期効果

（Krum H, et al：Percutaneous renal denervation in patients with treatment-resistant hypertension：final 3-year report of the Symplicity HTN-1 study. Lancet 2014；383：622-629 より引用）

 実際の薬物抵抗性高血圧患者の治療にあたって

　薬物抵抗性高血圧患者の治療にあたって，第 4 剤として 2014 年・2019 年のガイドラインでは，β ブロッカー，α ブロッカー，抗アルドステロン薬の 3 剤の使用が推奨されています．同ガイドライン後発表された PATHWAY-2 試験結果では，抗アルドステロン薬のスピロノラクトンの降圧効果が有意に大きかったことから，腎機能障害などのスピロノラクトン投与をためらわれる病態がない場合は，スピロノラクトンの積極的な投与が推奨されます．

　薬物治療ではありませんが，RDN は長期的に顕著な降圧効果を示して

います．現時点では，薬物抵抗性高血圧に限っては RDN はもっと積極的に検討してもよいのかもしれません．

文　献

1) Staessen JA, et al：Cardiovascular protection and blood pressure reduction：a meta-analysis. Lancet 2001；358：1305-1315.
2) Lloyd-Jones DM, et al：Differential control of systolic and diastolic blood pressure：Factors associated with lack of blood pressure control in the community. Hypertension 2000；36：594-599.
3) Materson BJ, et al：Single-drug therapy for hypertension in men. A comparison of six antihypertensive agents with placebo. The Department of Veterans Affairs Cooperative Study Group on Antihypertensive Agents. N Engl J Med 1993;328（13）：914-921.
4) Gupta AK, et al：Compliance, safety, and effectiveness of fixed-dose combinations of antihypertensive agents：a meta-analysis. Hypertension 2010；55（2）：399-407.
5) Williams B, et al：Spironolactone versus placebo, bisoprolol, and doxazosin to determine the optimal treatment for drug-resistant hypertension（PATHWAY-2）：a randomized, double-blind crossover trial. Lancet 2015；386：2059-2068.
6) Krum H, et al：Percutaneous renal denervation in patients with treatment-resistant hypertension：final 3-year report of the Symplicity HTN-1 study. Lancet 2014；383：622-629.

Part 4

不整脈

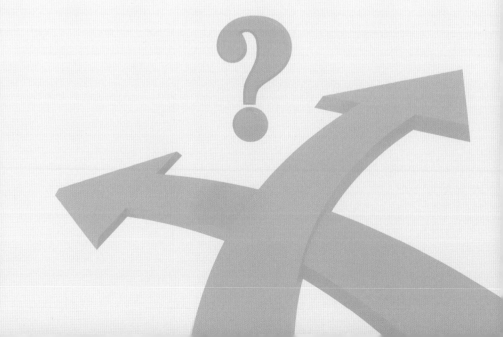

1. Ⅰ群薬の選択の仕方

? ## 数多くあるⅠ群薬の中からどの薬物を選んだらいいの？

　抗不整脈薬の分類には，以前からある Vaughan Williams 分類と，その後作られた Sicilian Gambit 分類という 2 つの分類法があります．両者は一見すると何の関連性もないようにみえ，抗不整脈薬の理解をかえって難しくしているようにさえも感じられます．より単純な分類とされる Vaughan Williams 分類でさえⅠ～Ⅳ群薬に分かれます（表 1）．さらにⅠ群薬は Ia 群，Ib 群，Ic 群に分けられます（表 2）．

　こうなると，もうどう使い分けたらよいのかお手上げで，「不整脈の患者さんが来たら専門家に回してしまおう」となりがちです．そうはいっても，自分の患者さんが服用している薬について少しでも知っておきたいと思うのが臨床家としての常ではないでしょうか？　そこで，まずは Vaughan Williams 分類の中でも最も種類が多く，複雑なⅠ群薬の使い分けからみていきましょう．

表 1　Vaughan Williams 分類

分　類	作　用
Ⅰ群	Na チャネルブロッカー
Ⅱ群	β ブロッカー
Ⅲ群	K チャネルブロッカー
Ⅳ群	Ca チャネルブロッカー

まずは答えから

　I群薬の使い分けはかなり複雑なので，ここでは使い分けを考えるうえで考慮すべき3つの基本だけ挙げたいと思います．

- ●心房性不整脈か心室性不整脈か？
- ●ベースの心電図のQRS時間，QT間隔は長いか？
- ●副作用は何か？

どう考えるのか？

1．Ia群，Ib群，Ic群の違いは何か？

　I群薬はNaチャネルブロッカーですが，Ia群薬・Ib群薬・Ic群薬は同じNaチャネルブロッカーでも何が違うのでしょう？　もともとは心筋細胞の活動電位の持続時間（体表面心電図ではQT間隔に相当）に対する作用で分類されました．すなわち，Ia群が心筋細胞の活動電位の持続時間（QT間隔）延長，Ib群が短縮，Ic群が不変です．その後，Ia群・Ib群・Ic群は，他に2つの性質が違うことがわかってきました．これを表2にまとめました．

　表に示しておいて勝手なのですが，③の「親和性の高いチャネルの状態」は専門的すぎるので，本書ではこれ以上ふれません．

　①は言葉の通りで，Ia群薬はQT間隔を延長し，Ib群薬は短縮し，Ic群薬は影響しません．

　②はチャネルへの結合・解離速度です．ここで，Naチャネルの機能とそのブロッカーの働き方の基本を説明します．

　Naチャネルの主要な作用は，活動電位を発生させることです．すなわち，活動電位のごく最初に作用します．次にNaチャネルブロッカーですが，多くのブロッカーはチャネルが開くと初めてチャネルに結合してチャネル

表2　Ia群薬・Ib群薬・Ic群薬の分類

	代表薬	①活動電位持続時間（QT間隔）に対する作用	②チャネルへの結合・解離の速度	③親和性の高いチャネルの状態
Ia群薬	キニジン プロカインアミド（アミサリン®） ジソピラミド（リスモダン®） シベンゾリン（シベノール®） ピルメノール（ピメノール®） アジマリン *アプリンジン（アスペノン®）	延長	中等度	活性化状態
Ib群薬	リドカイン（キシロカイン®） メキシレチン（メキシチール®）	短縮	速い	不活性化状態
Ic群薬	フレカイニド（タンボコール®） プロパフェノン（プロノン®） ピルシカイニド（サンリズム®）	不変	遅い	活性化状態

＊：アプリンジンはもともと Ib 群薬に分類されていますが，性質が実は Ia 群薬に近く，使い分けを考えるうえでも Ia 群薬と捉えていたほうが便利なので，本書では例外的に Ia 群薬の枠に入れた.

をブロックできます．心筋のある興奮のときを考えると，最初は Na チャネルブロッカーはチャネルに結合していません．一度チャネルが開くとブロッカーが結合しますが，働いてほしいタイミングはすでに過ぎています．この興奮で結合した Na チャネルブロッカーが次の興奮のときまで残っていると，働いてほしい興奮の最初にチャネルをブロックできるので作用を発揮するのです．Na チャネルブロッカーは，「残り物には福がある」的な作用の仕方をとると覚えましょう．

2. 心房性不整脈 vs 心室性不整脈

これを念頭に考えると，結合・解離速度の速い Ib 群薬は収縮時間の短く拡張時間が長い心房筋では拡張時間の間にチャネルから外れてしまうので，十分な作用を示しません．つまり，Ib 群薬は心房性不整脈には作用せず，心室性不整脈だけに使用する薬物と考えることができます．また，Ic 群薬はチャネルへの結合・解離速度が遅いので，頻脈じゃない洞調律

のときにも，比較的長い拡張期でもチャネルから解離しないので，ブロック作用を発揮します．ですので，ベースラインの心電図で QRS 時間の延長を示すことがあります．

3. QRS 時間 vs QT 間隔

前項の説明をもとに，Ib 群薬は心室性不整脈だけ，Ia 群薬・Ic 群薬は心房性不整脈・心室性不整脈の両方に使うことはご理解いただけたものと思います．

次に問題となるのが，QRS 時間と QT 間隔です．QRS 時間の延長は，CAST 型の催不整脈作用（次項「心室性不整脈に対して抗不整脈薬の選択の仕方」参照）に関連すると考えられています．一方，QT 間隔の延長は，torsade de pointes と呼ばれる不整脈の副作用を引き起こします．つまり，抗不整脈薬が不整脈を抑制する（＝抗不整脈作用）のではなく，かえって不整脈を起こしてしまう（＝催不整脈作用），という厄介な状況に陥るのです．したがって，ベースラインの心電図で QRS 時間が延長している場合は Ic 群薬の投与は避け，QT 間隔が延長している場合は Ia 群薬の投与は避けるようにします．

4. I 群薬の副作用

I 群薬を選択するとき，どの薬物が効きやすいか，ということを判断することは至難の技と考えられています．そこで，副作用が起こりにくい薬物を選ぶという判断基準に基づいて薬物をチョイスすることが少なくありません．一見消極的な選択にみえますが，しかしこれが実は重要なのです．そうであれば，I 群薬の副作用を知っておく必要がありますね．I 群薬の副作用は心臓副作用と非心臓副作用に分けて理解しましょう．

●心臓副作用：心臓副作用で重要になるのは次の 3 つです．
　　・QT 延長に伴う torsade de pointes ⇒主に Ia 群薬

・QRS 延長に伴う CAST 型不整脈⇒主に Ic 群薬
・心機能抑制⇒Ia 群薬と Ic 群薬，なかでも理由はわかりませんがジソピラミドとフレカイニドはとりわけ心抑制が強いとされています．

●非心臓副作用：非心臓副作用として重要になるのは次の 4 つです．

・Ia 群薬の抗コリン作用
プロカインアミド以外の Ia 群薬には「抗コリン作用」と呼ばれる，副交感神経伝達物質アセチルコリンの受容体を遮断する作用があります．キニジンでは下痢・悪心などの消化器症状，ジソピラミドでは尿閉・口渇などの消化器症状以外の副作用が強く出て，前立腺肥大や緑内障の患者では禁忌となっています．

・ジソピラミド・シベンゾリンの低血糖作用

・リドカインの神経作用
錯乱・浮動性めまい・痙攣などの中枢神経系副作用を起こすことがあり，「リドカイン中毒」と呼ばれます．リドカインの中枢神経症状は，1 日当たりの使用量が 3 g を超えると出現するとされるように，用量依存性があります．

・アプリンジンの肝障害・汎血球減少

 ## 実際の I 群薬の使い分けにあたって

まず，心室性不整脈では副作用の少ない Ib 群薬をチョイスします．

心房性不整脈では，ベースラインの心電図で QRS 間隔が長い場合は Ic 群を避け Ia 群，QT 間隔が長い場合は Ia 群を避け Ic 群，心不全がある場合にはできたら I 群薬は避け，どうしても使わなければならないときはジソピラミド・フレカイニド以外を選択しましょう．

これらの制約がない場合は，I 群薬の心臓以外での副作用を考えて，前立腺肥大・緑内障のある人は抗コリン作用のないプロカインアミドか Ic 群薬，糖尿病治療中の患者ではジソピラミド・シベンゾリン以外を選択することになります．

2. 心室性不整脈に対する抗不整脈薬の選択の仕方

❓ Ⅰ群薬かⅡ群薬かⅢ群薬かⅣ群薬か？

　Ⅰ群薬からⅣ群薬は，すべて心室性不整脈に対して適応があるように書かれています．心室性不整脈にも，基礎心疾患のない患者における期外収縮のように治療の必要性のないものから，心室頻拍・心室細動のように致死的で，除細動器の植込みやカテーテルアブレーションによる治療が必要になるものまでピンキリです．それでは，このように多彩な心室性不整脈に対して，これらⅠ群薬からⅣ群薬をどのように使い分けたらよいのでしょうか？

まずは答えから

基本方針としては下記のように考えます．

- ●Ⅰ群薬⇒基礎心疾患のない心室期外収縮
- ●Ⅱ群薬⇒基礎心疾患のある心室期外収縮，特に運動により増加する心室期外収縮・心室頻拍
- ●Ⅲ群薬⇒運動に関係しない心室頻拍
- ●Ⅳ群薬⇒トリガード・アクティビティーが原因と考えられる不整脈（右室流出路起源単形性心室頻拍など）

　ただし，現実はこれほど単純ではありません．これはあくまでも基本的方針であることを理解したうえで，治療にあたりましょう．

どう考えるのか？

1. 基礎心疾患のない心室期外収縮

　基礎疾患のない心臓でみられる心室期外収縮，特に運動時に消失する心室期外収縮は原則として治療を必要としません．前項のⅠ群薬のところで説明したように，抗不整脈薬がかえって不整脈を起こすこともあるので，基礎心疾患のない心室期外収縮はできるだけ治療したくない不整脈です．

　そうはいうものの，症状が強くて QOL の低下につながる，あるいは日常生活に支障をきたす場合は治療の対象とすることがあります．また，最近では心室期外収縮の数が多い場合は心不全をきたしやすいことも知られています．ちなみに，数が多い目安は絶対的な基準はありませんがおおむね全心拍の5％以上と考えられています．その場合は，「副作用の少ない」という観点を重視して薬物の選択が行われます．Ⅰb 群薬のメキシレチン（メキシチール®）が，副作用が少ないことから選択されることが一般的です．Ⅰa 群薬・Ⅰc 群薬には心機能抑制作用があるので，心室期外収縮誘発心不全の予防に使うのにはふさわしくないでしょう．

2. 基礎心疾患のある心室期外収縮

　今から 50 年以上も前の 1960 年代より，欧米では心筋梗塞後患者で生じる突然死が社会的な問題となっていました．循環器医は，その対策の確立に躍起となっていました．そんななか，1983 年 New England Journal of Medicine 誌に発表された論文[1]で，心筋梗塞後患者の突然死の予測因子として，左室駆出率＜0.40，NYHA 分類，ラ音聴取などの心不全に関連する因子とともに，心室期外収縮＞10 回 /hr が同定されました．そこで，本当に患者さんの予後を改善するのかはわからないまま，心筋梗塞後に心室期外収縮を呈する患者ではⅠ群抗不整脈薬によって心室期外収縮を抑制する治療が行われていました．EBM 時代の現在では考えられないことですが，当時はこのようなストラテジーが普通でした．

そこで，大規模臨床試験・EBM の草分けとして，本当に心室期外収縮を抑制することが突然死の予防につながるのか，エビデンスを得ようということで実施されたのが，CAST（Cardiac Arrhythmia Suppression Trial）スタディです．その当時，期外収縮の抑制には主に I 群薬が使われており，この Na チャネルを改善しようとチャネルへの結合親和性が高い，すなわちより強力な Na チャネルブロッカーが開発されました．それが，Ic 群薬のエンカイニドとモルシジンです（どちらも日本では未承認）．これらに加えて，もともとある Ic 群薬のフレカイニド（タンボコール®）の 3 薬をランダムに振り分け，5 年間予後を追跡する臨床試験が CAST スタディです．

1991 年には，フレカイニドとエンカイニドによる途中結果が出て，New England Journal of Medicine 誌に発表されました[2]．755 人が抗不整脈薬（323 人がフレカイニド，432 人がエンカイニド），743 人がプラセボに振り分けられました．平均 10 ヵ月の経過観察期間での不整脈死は，抗不整脈薬治療群が 43 人，プラセボ群が 16 人，不整脈以外の心臓死がそれぞれ 17 人，5 人で，いずれもが抗不整脈治療群のほうが有意に高いという予想外の結果となり（図 1），人道上の問題から 5 年の経過観察の計画がわずか 1 年あまりでスタディ自体が中止されてしまいました．

すなわち，基礎心疾患のある患者では心室期外収縮は突然死のリスク因子ではあるが，だからといってそのリスク因子を抗不整脈薬で抑えるとかえって突然死の頻度が増える，という厄介な状態となったのです．そこで，基礎心疾患のある患者でみられる心室期外収縮の治療は基礎心疾患の治療が基本，という結論に至っています．β ブロッカーは，心筋梗塞でも心不全でも第一選択の治療薬であり，また心室性不整脈の適応薬ともなっていることから，基礎心疾患のある患者にみられる心室期外収縮には β ブロッカーの処方が考慮されます．

3. 心室細動 / 心突然死の生存者

より重症の心室頻拍・心室細動 / 心突然死の生存者に唯一有効性のエビ

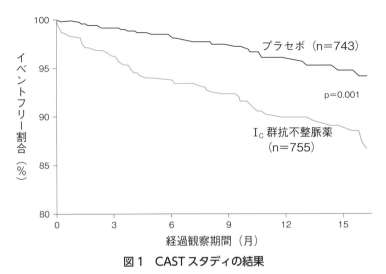

図1　CASTスタディの結果

(Echt DS, et al：Mortality and morbidity in patients receiving encainide, flecainide, or placebo. The Cardiac Arrhythmia Suppression Trial. N Engl J Med 1991；324：781-788 より改変)

デンスが得られている抗不整脈薬は，Ⅲ群薬のアミオダロン（アンカロン®）およびソタロール（ソタコール®）です．それでは，これらの不整脈では，アミオダロンあるいはソタロールを第一選択薬とすることで一件落着と考えてよいのでしょうか？

　2000年に，心室細動あるいは有症状の心室頻拍患者に対して上記2薬のうち有効性のエビデンスの強いアミオダロンと植込み型除細動器の全死亡および不整脈死に対する効果を比較したメタ解析が発表されました[3]．図2に不整脈死のカプラン・マイヤー曲線を示します．5年間の経過観察期間で，アミオダロンによる治療で10％以上不整脈死が多いことがわかります．転帰が突然死という取り返しのつかない病態なので，10％以上も高いということではとても第一選択薬とはいえませんね．ただし，左室駆出率35％以上と以下で分けたサブ解析の結果をみると，左室駆出率35％以上の心機能良好群ではアミオダロンと除細動器植込みによる治療で死亡率に差がありません．そこで，心室頻拍・心室細動／心臓突然死の生存者では除細動器の植込みが第一選択となりますが，

- ●種々の理由により除細動器植込みができない場合
- ●除細動器植込み後も不整脈発作が高頻度で，その頻度を減らす必要があるとき
- ●これはしぶしぶですが，左室駆出率が良好の患者の場合

に限り，アミオダロンによる治療を選択する場合がある，というように理解しましょう.

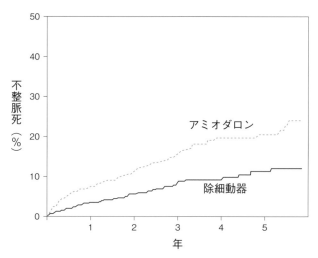

図2　不整脈死予防に対するアミオダロンと除細動器植込みの効果の比較

（Connolly SJ, et al：Meta-analysis of the implantable cardioverter defibrillator secondary prevention trials. Eur Heart J 2000：21：2071-2078 より引用）

 実際の心室性不整脈治療にあたって

心室期外収縮では，基礎心疾患を伴わない場合は基本的に治療を行わず，

QOL の低下により治療が必要な場合は Ib 群薬のメキシレチンを用います．基礎心疾患を伴う場合は II 群薬の β ブロッカーが第一選択，これで無効のときはメキシレチンを用います．

　心室頻拍では，右室流出路起源単形性心室頻拍では IV 群薬のベラパミル，運動により頻度の増えるものは II 群薬の β ブロッカー，それ以外では III 群薬のアミオダロン，アミオダロンが副作用で使えない場合はソタロールを選択します．

　心室細動 / 心臓突然死の生存者の場合は，基本的に除細動器植込みが第一選択となり，除細動器の植込みができないなどの特殊ケースの場合は，アミオダロンによる治療を行います．

3. 発作性上室性頻拍（PSVT）発作時の静注薬の選択

? Ⅳ群薬（Ca 拮抗薬）かⅠ群薬（Na ブロッカー）か？

　　PSVT は，洞頻拍・心房頻拍・房室結節リエントリー性頻拍・房室回帰性頻拍の 4 種類に分けられます．洞頻拍と房室結節性頻拍は Ca 電流が活動電位を発生する（これを「Ca 活動電位」といいます）洞結節と房室結節，心房頻拍は Na 電流が活動電位を発生する（これを「Na 活動電位」といいます）心房筋を不整脈発生の場とします．房室回帰性頻拍は，Ca 活動電位の房室結節と Na 活動電位の心房筋・心室筋・副伝導路（ケント束）を不整脈の解離の中にもっています．それでは，PSVT に対して Ca チャネルをブロックするⅣ群薬と Na チャネルをブロックするⅠ群薬はどのように使い分けたらよいのでしょうか？

まずは答えから

　　Ca 活動電位が不整脈回路に含まれる洞頻拍・房室結節リエントリー性頻拍・房室回帰性頻拍には Ca 拮抗薬，Na 活動電位が含まれる心房頻拍・房室回帰性頻拍には Na チャネルブロッカーが選択肢となります．ただし，これらの不整脈は体表面心電図だけは正確に診断できないことがまれではありません．そのような場合では，Ⅳ群薬の Ca 拮抗薬からトライします．Ca 拮抗薬で無効な場合に，Ⅰ群薬の Na ブロッカーの使用を検討します．

どう考えるのか？

1. PSVTの4タイプ

　心臓では，「活動電位の発生＝興奮」と考えます．この活動電位を発生する電流にはCa電流とNa電流があって，心筋細胞が位置する場所によって使い分けがされています．洞結節と房室結節に位置する心筋細胞はCa電流，それ以外の場所に位置する心筋細胞はNa電流によって興奮が起こります．前者を「Ca活動電位」，後者を「Na活動電位」といいます．Ca活動電位が不整脈回路に含まれる場合はCa拮抗薬，Na活動電位が不整脈回路に含まれる場合はNaブロッカーが，不整脈の停止・予防に効果的と考えられます．

　PSVTは，大きく洞頻拍・心房頻拍・房室結節リエントリー性頻拍・房室回帰性頻拍の4種類に分類されます．洞頻拍・房室結節リエントリー性頻拍は，不整脈回路がCa活動電位の細胞からできています（図3）．心房頻拍はNa活動電位の心房筋細胞が不整脈の場となります．房室回帰性頻拍の不整脈の回路には，Ca活動電位の細胞（房室結節）とNa活動電位の細胞（房室結節以外の細胞，ケント束の細胞も含む）の両方が含まれています．したがって，洞頻拍・房室結節リエントリー性頻拍はCa拮抗薬，心房頻拍はNaブロッカー，房室回帰性頻拍はCa拮抗薬・Naブロッカーの両方が有効であると考えられます．

　PSVTの4タイプは，P波の位置によって体表面心電図から鑑別が可能とされています．P波がQRS波に先行する場合は，P波が洞調律と同じ形のときは洞頻拍，洞調律と異なる場合は心房頻拍，P波がみえない場合は房室結節リエントリー性頻拍，P波がQRS波の後にみえる場合は房室回帰性頻拍です（図3）．そうはいっても，もともと小さくてはっきりしないP波であるうえに，頻拍中ともなればP波が同定できない場合も珍しくありません．すなわち，体表面心電図では，4タイプのPSVTの鑑別に迷うこと，間違って診断することが珍しくないのです．

　仮に診断ができなかった場合にCa拮抗薬を投与したとすると，洞頻拍・

房室結節リエントリー性頻拍・房室回帰性頻拍では効果が見込まれます.
心房頻拍では,房室伝導を抑えてくれるので,不整脈自体は停止しなくて
も 2 : 1 の房室ブロックなどになることで心拍数が少なくなって症状が改
善するかもしれません.一方,仮に Na ブロッカーを投与したと仮定した
場合,心房頻拍・房室回帰性頻拍では効果が見込めますが,洞頻拍・房室
結節リエントリー性頻拍では効果がないことが予想されます.したがって,
どのタイプでもある程度の効果が期待される Ca 拮抗薬からトライして,

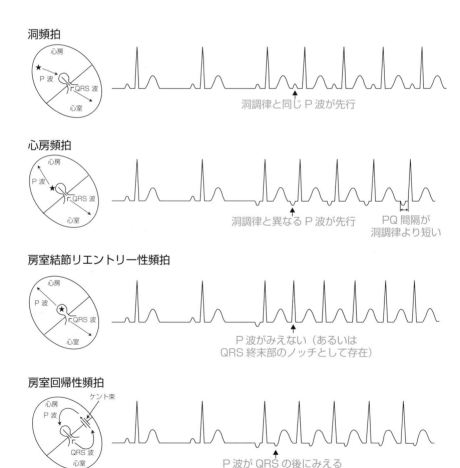

洞頻拍

心房頻拍

房室結節リエントリー性頻拍

房室回帰性頻拍

図3　PSVT の 4 タイプ

これで効果がないときに限って Na ブロッカーをトライするのが一般的です.

2. 心房粗動の2:1 伝導

　ここでちょっと注意が必要なのが心房粗動です. 心房粗動は, 心房内の三尖弁周囲を回路とする不整脈です. 心電図の特徴としては, P 波がみられずその代わりに心房の興奮が三角形の鋸歯状の基線の揺れとしてみられ, これを粗動波（別名 F 波, 鋸歯状波）と呼びます. 心房の興奮回数は 250 〜 350 回 /min ですが, これが全部心室に伝わると心室からの有効な拍出が得られず Adams-Stokes 発作をきたすことになってしまいます. そこで, 房室結節にはこの心房の興奮を間引く性質が備わっています. 生まれつきの防御機構ですね. 不思議なことに, 心房から心室の興奮は偶数回に1回の割合で伝えられます. 仮に 250 〜 350 回 /min の中央値の 300 回 /min の心房粗動であったと仮定しましょう. 2:1 で伝導されると心拍数が 150 回 /min, 4:1 で伝導されると心拍数が 75 回 /min となります. この4:1 伝導だと, 正常の心拍数と変わらないのでほとんど症状が出ないことがあり, 定期検診でとった心電図が4:1 伝導の心房粗動で,「あれっ」と思うことも珍しくありません. 4:1 伝導の心房粗動では, 粗動波を見誤ることはまずありません. また, もともと症状がないので治療を必要としないこともしばしばです.

　問題となるのが, 2:1 伝導の心房粗動です. 2:1 伝導の心房細動では粗動波がはっきりせず, PSVT と間違えることも少なくありません. このとき PSVT だと思って, Ca 拮抗薬を投与したらどうなるでしょうか？ 房室伝導を抑制するので, 2:1 伝導が4:1 伝導になり心拍数が 75 回 /min となり, 症状が軽快するかもしれません. 少なくとも悪さはしないでしょう.

　一方, Na ブロッカーを投与したらどうなるでしょうか？ 不整脈回路は Na 活動電位の心房筋なのでこちらのほうが理にかなった治療法に思われます. 実際に, 最終的には心房粗動が停止することが期待されます. た

だし，その途中過程で心房の興奮頻度が徐々に減少していくことでしょう．このとき，房室結節にインプットされる心房の興奮が減るので2：1伝導が1：1伝導になってしまう可能性があります．例えば，心房の興奮回数が250回/minから200回/minになって，2：1伝導が1：1伝導になったとすると，心拍数が125回/minから200回/minとなって，Adams-Stokes発作を誘発してしまうかもしれません．

このような理由で，心房粗動ではNaブロッカーの投与は推奨されておらず，Ca拮抗薬などによる心室レートのコントロールが薬物治療の主体となります．この点からも，PSVTを疑った場合は，まずはCa拮抗薬からトライすることが推奨されます．

3. ATP（アデホス）

ATPは房室伝導を一過性，強力に抑制します．そのメカニズムは複雑ですが，興味がある人のために簡単に説明します．洞結節・房室結節には，アセチルコリン活性化Kチャネルと呼ばれるチャネルがあります．Kチャネルが活性化されると，膜電位が深くなり，また再分極が遅れるので活動電位持続時間（体表面心電図ではQT間隔）が延長するため，心拍数が減少し，房室伝導が抑制されます．副交感神経が緊張してその神経伝達物質アセチルコリンが分泌されたときに徐脈になったり，房室ブロック（主にWenckebach型のⅡ度房室ブロック）が起こるのは，このためです．

同チャネルは，アセチルコリン受容体とともにアデノシン受容体によっても活性化されます．そこで，ATPを投与すると血中で分解されてアデノシンとなり，アデノシン受容体を介してこのチャネルを活性化させるので，一過性で強力な房室伝導の抑制が起こります．Ca拮抗薬が無効であった場合，Naブロッカーを投与する前にATPをトライすることが推奨されており，施設によってはCa拮抗薬の前にATPをファーストチョイスとして投与するところも増えてきています．

アセチルコリン活性化Kチャネルは心房筋にも存在し，心房頻拍の中にはATPにより効果的に停止させられるものがあります．これを，「ATP

感受性心房頻拍」と呼びます（筆者の研修医時代のオーベン家坂義人博士がみつけられたことから，ざっくばらんな席では「家坂不整脈」と呼ばれることもあります）．この意味でも，PSVT で ATP をファーストチョイスにすることは意味がありそうです．

 ## 実際の PSVT の治療にあたって

まずは，Ca 拮抗薬あるいは ATP を投与し，これで無効であった場合はこの逆の薬，すなわち Ca 拮抗薬を最初に投与した場合は ATP，ATP を最初に投与した場合は Ca 拮抗薬を投与します．この場合は ATP が長短時間作用性なので時間をおかずに投与できます．これでも無効のときは，Na ブロッカーの投与を検討します．

4. 心房細動の治療

❓ リズムコントロールかレートコントロールか？

　心房細動の治療には，大きく分けて心房細動を洞調律に戻しこれを維持する「リズムコントロール」，心房細動はそのままにして心室応答レートを減少させて症状を軽減する「レートコントロール」の2つがあります．最も頻度が多く，高齢になると指数関数的に増加することから超高齢化社会を迎えたわが国では社会問題ともなっている心房細動の治療では，リズムコントロールとレートコントロールをどのように使い分けたらよいのでしょうか？

☝ まずは答えから

　心房細動を止めるリズムコントロールと止めないレートコントロールでは，当然リズムコントロールのほうがよいだろうと考えるのが普通でしょう．ところが，リズムコントロールとレートコントロールで意外にも生命予後およびQOLに有意差がない，という大規模臨床試験やメタ解析が多数報告されています．したがって，患者背景によってどちらを選択するかはケースバイケースというのが現状です．

どう考えるのか？

1. 生命予後に対する影響

　生命予後に対するリズムコントロールとレートコントロールの効果を比較する大規模臨床試験は数多く行われており，一定の決着がついたのではないかと思われます．その中でも特に有名で最も頻繁に引き合いに出される AFFIRM（Atrial Fibrillation Follow-up Investigation of Rhythm Management）試験の結果を紹介しましょう[4]．

　4,060 人の心房細動患者を無作為に，アミオダロン・ソタロールなどの抗不整脈により洞調律に戻す 2,033 人のリズムコントロール群と β ブロッカー・Ca 拮抗薬・ジギタリスの単独あるいは併用による 2,027 人のレートコントロール群に分けています．リズムコントロール群では，最低 4 週，できれば 12 週洞調律が維持されていることを確認してから抗凝固療法を中止しています．レートコントロール群では，安静時心拍数が 80 回 /min 以下，運動時心拍数が 110 回 /min 以下にコントロールし，これに加えて抗凝固療法としてワルファリンを用いて PT-INR を 2.0 ～ 3.0 に維持しています．

　5 年強のフォローアップの結果を図 4 に示します．有名な図なので，学会などで目にしたことがある人も少なくないのではないでしょうか？　両群間に統計学的な有意差はありませんが，レートコントロールのほうが死亡率が低い傾向にあります（p＝0.08）．これは予想外の結果であり，筆者は CAST スタディとならんで不整脈領域で最もインパクトの強い研究に位置づけています．リズムコントロールのほうが死亡率が高い傾向にあった理由として，リズムコントロールで洞調律を維持できていなかった患者がいるためではないかと論じられていますが，このように思い通りにいかないのが実臨床の難しいところでしょう．

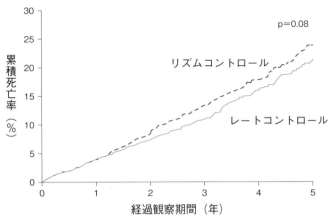

**図4 生命予後に対するリズムコントロールと
レートコントロール**

(The AFFIRM Investigators. A comparison of rate control and rhythm control in patients with atrial fibrillation. N Engl J Med 2002；347：1825-1833 より改変)

2. QOL に対するリズムコントロールとレートコントロール

　生命予後に対する有意差がなかったことから，「どちらの治療法を選んでもかまわない」と単純に割り切っていいのでしょうか？　生命予後が変わらなければ，QOL に対する影響を考慮する必要が出てきます．QOL に対する影響を調べた臨床試験も複数あり，ここでも心房細動を停止させるリズムコントロールのほうがいいはずだと思いたいところですが，結果はレートコントロールが優位なもの，リズムコントロールが優位なもの，両者に差がないもの，などまちまちです．最も規模の大きい AFFIRM 試験のサブ解析の結果を紹介しましょう[5]．

　AFFIRM 試験に参加した患者の 25％を対象として，QOL を有名な SF36 を含めて 5 つの調査で，ベースライン・2 ヵ月後・12 ヵ月後，その後 1 年に 1 回, 4 年間調査を行っています．図 5 にその結果を示します．2 ヵ月と 12 ヵ月で，ベースラインに比べて QOL の改善がみられていますが，その後はベースラインとの間に有意差を認めていません．また，いずれのタイミングでもリズムコントロール群とレートコントロール群間に有意差

はみられていません．実際に洞調律が維持された患者とそうでない患者の間で比較しても，QOL に有意差は認められていません．

　すなわち，生命予後・QOL に対する影響のどちらでも，リズムコントロールとレートコントロールで有意差がなかったことから，現時点では患者背景に応じてどちらの治療法を選んでもかまわないと考えられます．

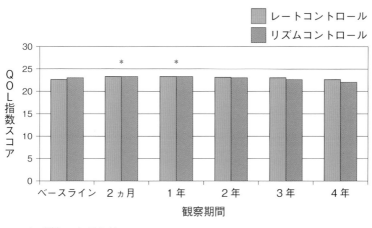

*p＜0.05 vs ベースライン

図5　QOL に対するリズムコントロールとレートコントロール

〔The AFFIRM Investigators. Quality of life in atrial fibrillation：The atrial fibrillation follow-up investigation of rhythm management（AFFIRM）study. Am Heart J 2005；149：112-120 より改変〕

3. リズムコントロール：抗不整脈薬それともカテーテルアブレーション

　1998 年，フランスの医師 Michael Haïssaguerre 博士により心房細動が肺静脈の異常興奮を起源とすることが示され，カテーテルアブレーションにより肺静脈を左房から電気的に隔離する肺静脈隔離術（PCI）によるリズムコントロールが急速に普及してきました[6]．

　抗不整脈薬とカテーテルアブレーションによる洞調律維持率の比較も盛んに行われ，2009 年にメタ解析の結果が Circulation：Arrhythmia and Electrophysiology 誌に発表されました[7]．平均14 ヵ月という短いフォロー

アップ期間なのが気がかりですが，抗不整脈薬による治療では主にアミオ
ダロンが使われ洞調律維持率は52%でしたが，一方カテーテルアブレー
ションは，単一セッションでは洞調律維持率は57%，複数回セッション
では71%でした（図6）．このフォローアップ期間の成績では，カテーテ
ルアブレーションのほうが抗不整脈薬による治療よりも洞調律維持率が高
いという結果になっています．

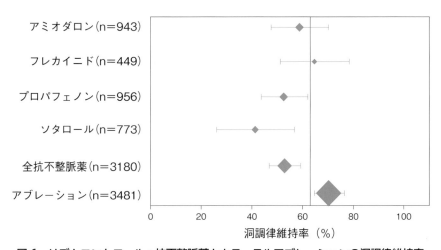

図6　リズムコントロール：抗不整脈薬とカテーテルアブレーションの洞調律維持率

(Calkins H, et al：Treatment of atrial fibrillation with antiarrhythmic drugs or radiofrequency ablation. Two systemic literature reviews and meta-analysis. Circ Arrhythmia Electrophysiol 2009；2：349-361 より改変)

　実は，リズムコントロールとレートコントロール比較の大規模臨床試験
は，いずれも抗不整脈薬によるリズムコントロールを使った調査となって
いて，カテーテルアブレーションによるリズムコントロールとレートコン
トロールの比較はごく最近までありませんでした．ところが，2つの大き
な臨床研究，CASTLE-AF（Catheter ablation versus standard conven-
tional treatment in patients with left ventricular dysfunction and atrial
fibrillationz），CABANA（Catheter Ablation Versus Antiarrhythmic
Drug Therapy for Atrial Fibrillation）が行われ，その結果が2018年度・

2019年度についに発表されました。最初に発表されたのはCASTLE-AFで、これは心機能低下がある心房細動患者に限った研究ですが、カテーテルアブレーションの方が有意に生命予後を改善されています[8]。

　次にCABANAの結果が発表されました。CABANAは全心房細動を対象とした研究ですが、カテーテルアブレーションと薬物治療で生命予後に有意な違いは認めませんでした[9]。ただし、CABANAでも心不全患者に限ったサブ解析を行うと、カテーテルアブレーションのほうが生命予後を改善したというCASTLE-AFと整合性のある結果となっています。今後さらなる検討が進むものと思われますが、2019年時点では心機能異常を伴う心房細動患者ではカテーテルアブレーションのほうが優位、そうでない心房細動ではどちらでも明らかな差がないということになります。

実際の心房細動の治療にあたって

　現時点の結果では、心機能低下を伴う人ではできればカテーテルアブレーションの選択が推奨されます。そうはいっても、ガイドライン上では「抗不整脈薬が1剤以上無効な場合」という但し書きがあるので、まずは抗不整脈薬治療を行うことになるでしょう。一方、心機能低下がない患者ではカテーテルアブレーションによるリズムコントロール、抗不整脈薬によるリズムコントロール、レートコントロールいずれでも優劣がありません。そこで患者背景を勘案して、どの治療法を選択することになります。例えば、レートをコントロールしても心房細動があると症状が強くてQOLの低下が著しい人もいるでしょう。その場合は、できうる限りリズムコントロールを試みることになるでしょう。また、抗不整脈薬が副作用で使えない人の場合には、カテーテルアブレーションによるリズムコントロールあるいはレートコントロールの2つから選択することになるでしょう。

5. 心房細動のレートコントロール

❓ Ca 拮抗薬, βブロッカー, あるいはジギタリス？

　生命予後, QOL いずれにおいても, いまだにリズムコントロールのほうがレートコントロールよりも良好であるという大規模臨床試験結果がないことから, 現時点でのデータでは心房細動の治療にレートコントロールを選択することは少なくありません. この場合, どの薬物を選択したらよいのでしょう？　房室伝導を抑制する薬物として, 非ジヒドロピリジン系の Ca 拮抗薬, βブロッカー, およびジギタリスの3つがあります. これらはどのように使い分けるのでしょう？

まずは答えから

　心房細動患者では, 心不全を伴うことが多くあります. 心不全を合併した心房細動患者では, 心不全に適応のあるβブロッカーが最もよく使われています. 一方, 心不全のない患者では非ジヒドロピリジン系の Ca 拮抗薬を使います. ジギタリスも心不全に適応のあることから, 以前は心不全を合併した心房細動患者でよく処方されていました. ところが, 最近では心房細動患者でジギタリス治療が生命予後を悪化させるという複数の臨床試験が報告されたこと, また運動時のレートコントロールが不十分であること, などから心房細動のレートコントロールでのジギタリス使用は推奨されていません.

どう考えるのか？

1. ターゲットの心室レートはいくつか？

　まず，なぜレートコントロールが必要なのか考えてみましょう．心房細動では，心房収縮による心室への血液流入がなくなることから，1回拍出量が20〜30％，あるいはそれ以上減るといわれています．高心室レートは，さらに左室への血液流入を減らし，したがって1回拍出量を減らすことから，心室レートコントロールが必要と考えられます．ただし，心房収縮の寄与がないことから，心拍出量を維持し全身への必要酸素供給を維持するためには，洞調律よりも少し高めの心室レートが必要であることもいわれています．それでは，どの程度の心室レートがよいのでしょうか？　従来の心房細動ガイドラインでは，洞調律時と同程度の心拍数，

●安静時：60〜80 bpm
●軽度運動時：90〜115 bpm

が目標心拍数とされていましたが，これはランダム化試験結果に基づく目標値ではありません．

　ランダム化試験として，RACE Ⅱという試験が唯一あります[10]．614人の持続性心房細動患者を，厳密なコントロールの安静時心拍数＜80 bpmと緩いコントロールの80〜100 bpmの2群に分けて，一次エンドポイント（心血管死・心不全による入院・脳卒中・全身塞栓症・出血・致死性不整脈）の出現率を最長3年間観察しています．その結果を図7に示します．

　緩いコントロール群のほうが，一次エンドポイント出現率が有意に低い傾向にあるという予想外の結果です．また，ターゲット心拍数の達成率も，緩いコントロール群が97.7％，厳密なコントロール群が67.0％で，緩いコントロール群が高い達成率を示しています．どうして，こんなにいつも予想外の結果になるのか不思議ですが，これが現実です．したがって，今では最初は緩いコントロールを目標にすることで十分であると考えられてい

ます．それでも症状が改善しない場合に，厳密なコントロールを目指す2
段階方式がとられています．

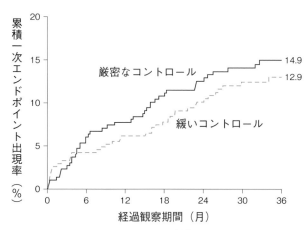

図7　レートコントロールの厳密なコントロールと
　　　緩いコントロール

(Van Gelder LC, et al：Lenient versus strict rate control in patients with atrial
fibrillation. N Engl J Med 2010；362：1363-1373 より改変)

2．Ca 拮抗薬，βブロッカー，あるいはジギタリスか？

　それでは，このレートコントロールでは Ca 拮抗薬，βブロッカー，ジ
ギタリスをどのように使い分けるのでしょう？　以前は，心不全のある心
房細動におけるレートコントロールにはジギタリスがよく使われていまし
た．ところが，「Part1　心不全」で扱ったように ROCKET AF[11] や
TREAT-AF[12] などの大規模臨床試験で心房細動にジギタリスを投与する
と死亡率が高くなるという結果が相次いで発表されました．

　また，ジギタリスは運動時のレートコントロールが十分ではありません．
その理由は次のように考えられています．ジギタリスは，心筋細胞，交感
神経，副交感神経で細胞内 Ca 濃度を上昇させることにより，前者では心
筋収縮力の増強，後二者では交感神経・副交感神経の活性を上昇させます．

このとき，低濃度から

副交感神経の活性化 < 心筋の収縮力増強 < 交感神経の活性化

の順番で影響がみられます．したがって，レートコントロールに使う低用量のジギタリスでは副交感神経の活性化により房室伝導を抑制します．これは，交感神経が緊張する運動時などではその影響に打ち消されてしまうことを意味します．すなわち少し運動すると息切れなどの症状が出て，QOLを低下させることを意味しているので好ましくありません．これら2つの理由で，最近では心房細動のレートコントロールにジギタリスの使用は推奨されません．

　それでは，Ca拮抗薬かβブロッカーかの2択になります．βブロッカーは心不全に適応がありますが，Ca拮抗薬は心不全を悪化させるので，心不全の患者ではβブロッカー，心不全のない患者ではβブロッカーでもCa拮抗薬でもよい，と考えられます．

　2013年に行われたRATAF研究では，60人の有症状の持続性心房細動患者で，2つのβブロッカー：メトプロロール 100 mg/day，カルベジロール 25 mg/day，2つのCa拮抗薬：ジルチアゼム 360 mg/day，ベラパミル 240 mg/day，計4薬をクロスオーバーで比較しています[13]．ジルチアゼムが最もレートコントロールがよく，症状の改善という観点でもβブロッカーに比べてジルチアゼムとベラパミルのCa拮抗薬のほうがよかったという結果が得られています．それにも関わらず，Ca拮抗薬に関して使いづらいという現場の声をよく聞きます．その理由は，次のように考えられます．心房細動では，心原性脳塞栓予防のために抗凝固薬を併用することが一般的です．直接経口抗凝固薬（DOAC）の薬物代謝酵素はCYP3A4であり，またP-糖蛋白質を基質とすることからDOACの排泄にP-糖蛋白質が関係します．Ca拮抗薬のベラパミルとジルチアゼムもCYP3A4により代謝され，P-糖蛋白質の基質となることから，両者を併用すると作用が増強され，副作用として大出血が起こるリスクが高くなるからです．

実際の心房細動のレートコントロールにあたって

現時点での情報によれば，

●第一選択βブロッカー
●第二選択 Ca 拮抗薬（低用量）
●第三選択ジギタリス（特に心機能低下でβブロッカー
　が使えないとき）

と考えています．ターゲット心拍数は，最初は安静時 80 ～ 110 bpm とし，これでも症状が改善しない場合は，80 bpm 以下の厳密なコントロールを目指します．

6. 急性心筋梗塞時の不整脈予防

？ リドカイン，ニフェカラント，あるいはアミオダロン？

　急性心筋梗塞では病院に到着する前に14％の人が亡くなっています．そのほとんどが心室細動によるものです．病院に到着してからも，7％の人が心室細動で亡くなるといわれています．急性心筋梗塞に伴う心室細動の予防・治療は，少し前まではリドカインの独壇場でした．最近，致死性心室不整脈に有効な静注薬として Ⅲ群薬のニフェカラントとアミオダロンが使用可能となりました．それでは，急性心筋梗塞時の不整脈の予防・治療において，これら3薬はどのように使い分けたらよいのでしょうか？

まずは答えから

　リドカインが除細動閾値を上げる可能性が示唆され，わが国のガイドラインではニフェカラントが第一選択薬となっています．欧米ではアミオダロンが第一選択薬です．いずれにしても Ⅲ群薬のほうが Ⅰ群薬よりもよいようです．わが国でも2013年5月にアミオダロン静注の心室細動・無脈性心室頻拍への適応が認められました．今後は，「リドカイン vs ニフェカラント」の比較ではなく，「ニフェカラント vs アミオダロン」のどちらが有効か，が問われることになるのでしょう．

📖 どう考えるのか？

1. 心室性不整脈に対してⅠ群薬からⅢ群薬へ

　心室性不整脈に対して，以前はⅠ群薬が唯一無二の時代が長く続きました．これがCASTスタディを契機に一気にⅢ群薬へとシフトしました．

　CASTスタディについては，「2. 心室性不整脈に対して抗不整脈薬の選択の仕方」（p92）で説明しましたね．それでは，CASTスタディの結果がどのように考えられて，Ⅰ群薬からⅢ群薬への変化につながったのでしょう？

　不整脈には「トリガー因子」と「維持因子」があります．心室細動・心室頻拍では，心室期外収縮がトリガー因子，リエントリー基質が維持因子とされています．CASTでIc群薬はトリガー因子がよく抑えましたが（＝心室期外収縮は減らした），維持因子には効果がなかっただけでなく悪化させてしまった（＝突然死を増やした）と考えられています．これはなぜでしょう？

　リエントリーを考えるときに，「リエントリー回路」「波長」「興奮間隙」という3つの概念を考慮します（図8）．抗不整脈薬の作用を考えるうえでは，「不応期」と「伝導速度」の2つの概念が重要となります．まず，前者のリエントリーで，上記3つの概念をどう考えたらよいのかみてみましょう．波長は，不応期の間に興奮が伝播できる距離のことであり，

> **波長＝不応期×伝導速度**

で求めることができます．不応期の間に回ることのできる距離（波長）と実際のリエントリー回路の差のことを興奮間隙と呼び，

> **興奮間隙＝リエントリー回路－波長**

で求めることができます．興奮間隙がプラスのとき（すなわちリエントリー

回路＞波長のとき），すなわち興奮がリエントリー回路を1周して元の場所に戻ってきたとき，興奮できる状態にあると（＝興奮間隙がプラス）リエントリーが成立します．

　次に，抗不整脈薬の作用ですが，不応期を延長する薬物と興奮性を抑え伝導速度を遅くする薬物があります．不応期を伸ばす抗不整脈薬では「波長＝不応期×伝導速度」で求められる波長が長くなるので，興奮間隙が小さくなりリエントリー性不整脈が停止する可能性が高くなります（図8中）．興奮性を抑え伝導速度を遅くする抗不整脈薬では，興奮性が完全になくなれば当然不整脈は起こらなくなるのですが，興奮性が完全になくならない場合は伝導速度の遅延の影響が出ます．この場合「波長　＝　不応期　×　伝導速度」で求められる波長が短くなり，興奮間隙が大きくなるので，かえってリエントリー性不整脈が起こりやすくなることがあります（図8右）．Ⅰc群薬は，後者の興奮性を抑え伝導速度を遅くする薬物の代表なので，伝導速度遅延による興奮間隙の拡大が起こり，リエントリーが起こりやすくなってしまったと考えられます．

　CASTスタディで伝導を遅延する薬物がよくない，不応期を延長する

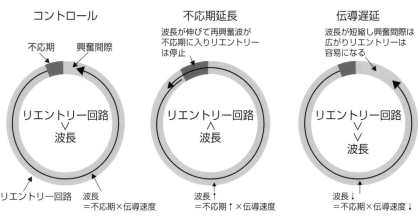

図8　リエントリー性不整脈と抗不整脈作用

薬物がよい，と考えられたので不応期を延長する薬物に期待が一気にシフトしました．不応期を延長するのは，Ia 群薬とⅢ群薬です．Ia 群薬は不応期の延長と伝導速度の遅延の両方の作用をもつので，純粋に不応期を延長するⅢ群薬への期待が特に高まりました．これには，すでにⅢ群薬として使われていたアミオダロンがⅠ群薬よりも心室頻拍の生命予後改善に関して優位であったという多くの臨床試験も追い風となったようです．

2. リドカイン，ニフェカラント，アミオダロンの比較

それでは，急性期心筋梗塞の心室性不整脈に対して，静注薬の Ib 群薬リドカインとⅢ群薬ニフェカラント・アミオダロンの効果の比較はどうだったのでしょう？

残念ながら，急性心筋梗塞時のリドカイン，ニフェカラント，アミオダロンの効果比較に関して，まだ大規模な比較試験は行われていません．ただ，急性心筋梗塞時に限らず，心室頻拍／心室細動に対する効果を検討した Japanese SOS-KANTO 2012 という研究[14]があります．これでは，リドカイン 73 例，ニフェカラント 173 例，アミオダロン 150 mg 以下 173 例，アミオダロン 300 mg 207 例を比較しています．

リドカインと比較して，アミオダロン 150 mg 以下とニフェカラントはいずれも蘇生して入院に至る割合，24 時間生存割合とも有意に高くなっています．有意差はありませんが，ニフェカラントのほうがアミオダロン 150 mg 以下に比べて，24 時間生存割合は高い傾向にあります．このことから，日本循環器学会のガイドラインでは，心室細動の治療ではニフェカラントの静注が第一選択となっています．

3. Ⅲ群薬がⅠ群薬よりも優位である理由

K チャネルブロッカーのⅢ群薬が，Na チャネルブロッカーのⅠ群薬よりも，なぜ優位だったのでしょう？ この機序としては，電気的除細動の成功率の違いがあるとされています．そもそも，病院に到着すれば電気的

除細動が使えるので，心室細動による死亡率がぐっと下がってよいはずなのに，それでも7%もの心室細動による死亡率があるのはなぜでしょう？

　これは，電気的除細動が成功しない場合があるからです．動物実験でNaチャネルブロッカーとKチャネルブロッカーの除細動閾値（除細動をするのに必要なエネルギー）を比較した実験があります．この結果，Kチャネルブロッカーが除細動閾値を下げたのに対して，Naチャネルブロッカーはこれを上げました．すなわち，Kチャネルブロッカーは除細動を成功しやすくするのに対して，Naチャネルブロッカーは除細動を成功しにくくしたのです．もちろん，Naチャネルブロッカーは心室細動を起こりにくくする作用があるので，この動物実験の結果をもってNa^+チャネルブロッカーがまったく無用とはなりません．実際に研修医のバイブルとなっているワシントンマニュアルでは，急性心筋梗塞の心室細動予防にいまだにNaチャネルブロッカーのリドカイン投与が最初に書かれています．ただし，Kチャネルブロッカーと比較した場合には，Naチャネルブロッカーが不利な状況にあることは間違いないようです．

実際の急性心筋梗塞の心室細動治療・予防にあたって

　まずはニフェカラントとアミオダロンのいずれかを選択します．現時点では，わが国ではニフェカラントが第一選択となっており，今後ニフェカラントとアミオダロンの比較試験結果が明らかになることでしょう．これらが無効な場合，あるいはこれらが使用できない場合は，セカンドベストとしてリドカインを投与するという位置づけになるのではと思います．

文　献

1)　Risk stratification and survival after myocardial infarction. N Engl J Med 1983 : 309 : 331-336.

2)　Echt DS, et al : Mortality and morbidity in patients receiving encainide, flecainide, or placebo. The Cardiac Arrhythmia Suppression Trial. N Engl J Med 1991 ; 324 : 781-788.

3) Connolly SJ, et al : Meta-analysis of the implantable cardioverter defibrillator secondary prevention trials. Eur Heart J 2000 ; 21 : 2071-2078.

4) The AFFIRM Investigators : A comparison of rate control and rhythm control in patients with atrial fibrillation. N Engl J Med 2002 ; 347 : 1825-1833.

5) The AFFIRM Investigators : Quality of life in atrial fibrillation : The atrial fibrillation follow-up investigation of rhythm management (AFFIRM) study. Am Heart J 2005 ; 149 : 112-120.

6) Haïssaguerre M, et al : Spontaneous initiation of atrial fibrillation by ectopic beats originating in pulmonary veins. N Engl J Med 1998 ; 339 : 659-666.

7) Calkins H, et al : Treatment of atrial fibrillation with antiarrhythmic drugs or radiofrequency ablation. Two systemic literature reviews and meta-analysis. Circ Arrhythmia Electrophysiol 2009 ; 2 : 349-361.

8) Packer DL, et al : Effect of catheter ablation vs antiarrhythmic drug therapy on mortality, stroke, bleeding, and cardiac arrest among patients with atrial fibrillation : The CABANA randomized clinical trial. JAMA 2019 ; 321 : 1261-1274.

9) Marrouche NF, et al : Catheter ablation for atrial fibrillation with heart failure. N. Engl. J. Med 2018 ; 378 : 417-427.

10) Van Gelder LC, et al : Lenient versus strict rate control in patients with atrial fibrillation. N Engl J Med 2010 ; 362 : 1363-1373.

11) Washam JB, et al : Digoxin use in patients with atrial fibrillation and adverse cardiovascular outcomes : a retrospective analysis of the Rivaroxaban once daily direct factor Xa inhibition compared with vitamin K antagonism of prevention of stroke and embolism trial in atrial fibrillation (ROCKET AF) . Lancet 2015 ; 283 : 2363-2370.

12) Turakhia MP, et al : Increased mortality associated with digoxin in contemporary patients with atrial fibrillation. Findings from the TREAT-AF study. J Cm Coll Cardiol 2014 ; 64 : 660-668.

13) Ulimoen SR, et al : Comparison of four single-drug regimens on ventricular rate and arrhythmia-related symptoms in patients with permanent atrial fibrillation. Am J Cardiol 2013 ; 111 : 225-230.

14) Amino M, et al : Nifekalant hydrochloride and amiodarone hydrochloride result in similar improvements for 24-hour survival in cardiopulmonary arrest patients : The SOS-KANTO 2012 Study. J Cardiovasc Pharmacol 2015 ; 66 : 600-609.

Part 5

血栓塞栓症

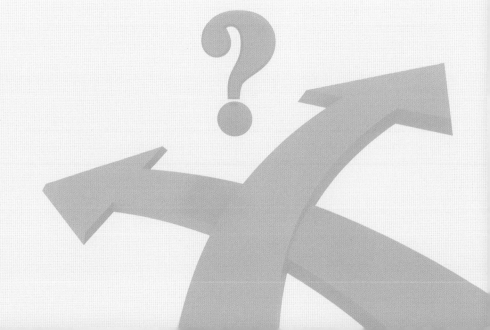

1. 血栓塞栓症の治療薬

抗血小板薬か抗凝固薬か？

　血液の凝固には，血小板と凝固系が関与します．したがって，血栓塞栓症治療薬には抗血小板薬と抗凝固薬があります．それでは，抗血小板薬と抗凝固薬はどのように使い分けたらいいのでしょうか？

まずは答えから

　冠動脈疾患や閉塞性動脈硬化症，アテローム血栓性脳梗塞などの動脈でできる血栓には抗血小板薬，心房細動に伴う心原性脳塞栓，下肢静脈血栓症とこれに伴う肺塞栓などもともとの血栓が静脈系や血流の遅い心房に起こるものには抗凝固薬を用います．

どう考えるのか？

1. 血小板血栓とフィブリン血栓

　血栓症では，まず2種類の血栓があることを理解しましょう（表1）．「血小板血栓」と「フィブリン血栓」です．血小板血栓は，血小板が多く色が白くみえることから「白色血栓」とも呼ばれ，動脈などの血流の速いところでできることを特徴とします．血小板血栓が関係する疾患には，冠動脈に起こる心筋梗塞，主に下肢の動脈に起こる閉塞性動脈硬化症，脳動脈に起こるアテローム血栓性の脳梗塞などがあります．いずれも起こる場所は

動脈ですね.

　一方, フィブリン血栓は赤血球を多く含み色が赤くみえることから「赤色血栓」とも呼ばれ, 静脈や心房などの血流の遅いところでできることを特徴とします. フィブリン血栓が関係する疾患には, 心房細動に合併する心原性脳塞栓や下肢の静脈血栓症とこれに合併する肺塞栓症があります.

　なぜこの2つを理解することが重要なのでしょう？　それは, それぞれの予防・治療に使われる薬物が異なっているからです. 血小板血栓には抗血小板薬, フィブリン血栓では抗凝固薬が使われます.

表1　2種類の血栓

	できる部位	関連する疾患	予防・治療
血小板血栓 (白色血栓)	血流の速いところ (動脈)	心筋梗塞 閉塞性動脈硬化症 アテローム血栓性脳梗塞	抗血小板薬 (アスピリン, クロピドグレルなど)
フィブリン血栓 (赤色血栓)	血流の遅いところ (静脈)	心房細動に合併する心原性脳塞栓 下肢静脈血栓症とこれに合併する肺塞栓症	抗凝固薬 (ワルファリン, DOACs など)

2.　なぜ動脈では血小板血栓ができやすいのか？

　それでは, なぜ血小板血栓は動脈にできやすいのでしょう？　血管は, 通常内皮細胞に覆われており, 内皮細胞が血小板の血管壁への付着を防いでいます. 血小板血栓は, この内皮が傷害された血管にできます. 動脈は血流が速く, 内皮傷害が起こりやすいことが, 血小板血栓ができやすい原因と考えられています.

　なぜ, 内皮が傷害されると血小板血栓ができるのでしょう？　内皮が傷害されると, 内膜下組織が露出します. 内膜下組織ではコラーゲンが最も豊富な物質で, コラーゲンが血小板を付着させます. これは, 皆さんも聞いたことがあると思うのですが, von Willbrand 因子がコラーゲンと血小板の両方に結合するので, 両者を橋渡しするのです. von Willbrand 因子

を介する止血を一次止血といいますが，von Willbrand 因子を介する血小板とコラーゲンの結合は可逆的で，血小板はすぐはがれてしまい，血栓形成までには至りません．

　そこで，これが血栓形成につながるために次に必要な反応が血小板の活性化です．血小板が von Willbrand 因子に結合することに加えて，血流による shear stress により変形すると糖蛋白質 GPⅡb/Ⅲa を細胞に発現させます．GPⅡb/Ⅲa はフィブリノーゲンの受容体であり，フィブリノーゲンを結合して凝固系が活性化されて血栓形成へと進みます．これが，血小板血栓が動脈にできやすい理由となっています．

3. なぜ静脈・心房にはフィブリン血栓ができやすいのか？

　一方，フィブリン血栓が静脈や心房などの血流が遅いところにできやすい理由を次に説明しましょう．その前に，凝固系について少し確認してみたいと思います．凝固系には異なる刺激をトリガーとする2つの経路があります．組織因子がトリガーとなる外因系（extrinsic pathway）と，プレカリクレイン（PK）などがトリガーとなる内因系（intrinsic pathway）です．両者は第X因子で合流し，共通系（common pathway）となります（図1）．

　理化学研究所の貝原真博士の研究で，凝固因子の集団に血小板・白血球を除いた血液を加えると血栓ができることから，赤血球に凝固因子を活性化する作用があることが示唆されました．このとき，最初に活性化される凝固因子が凝固因子Ⅸでした．その後の研究で，赤血球表面のエラスターゼと呼ばれる酵素にⅨ因子を活性化する働きがあることがわかりました．エラスターゼのⅨ因子活性化に関与する因子の探索から，遅い血流がこの活性化を増強することから，フィブリン血栓は血流の遅い静脈・心房にできやすいのです．

　ところで，遅い血流以外にエラスターゼによるⅨ因子活性化を増強する因子がいくつかあります．それらは，心不全・女性・加齢・糖尿病などです．心房細動患者で，血栓のできやすさを評価する指標として CHADS$_2$

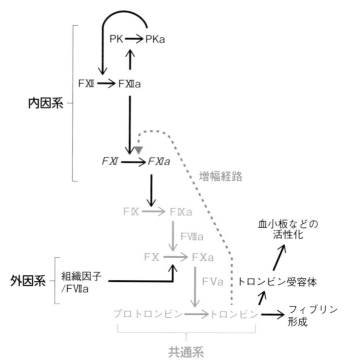

内因系

PK → PKa

F XII → F XIIa

F XI → F XIa

増幅経路

F IX → F IXa

FVIIIa

外因系 ── 組織因子
/FVIIa

F X → F Xa

FVa

血小板などの
活性化

トロンビン受容体

プロトロンビン → トロンビン → フィブリン
形成

共通系

PK：プレカリクレイン

図1　凝固系

スコアや CHA_2DS_2-VASc スコアがあるのはご存じかと思います（表2）.
心房細動患者で CHADSs スコア2点以上では，抗凝固療法を行うことが
推奨されています．この CHA_2DS_2-VASc スコアの8因子のうち，半数の
4因子がエラスターゼによるIX因子活性化を増強するのです．CHA_2DS_2-
VASc スコアは，部分的にはエラスターゼによるIX因子活性化を反映する
スコアなのかもしれません.

表 2　CHADS$_2$ スコアと CHA$_2$DS$_2$-VASc スコア

	CHADS$_2$	CHA$_2$DS$_2$-VASc
C：congestive heart failure（心不全）	1	1
H：hypertension（高血圧）	1	1
A：age（年齢 75 歳以上）	1	2
D：diabetes mellitus（糖尿病）	1	1
S：stroke（脳卒中）	2	2
V：vascular diseases（血管疾患）	—	1
A：age（年齢 65 〜 74 歳）	—	1
S：sex female（女性）	—	1
合計スコア	6	9

 ## 実際の血栓塞栓症の治療薬選択にあたって

　血流の速い動脈に生じる血栓，例えば冠動脈疾患，アテローム血栓性脳梗塞，閉塞性動脈硬化症などでは抗血小板薬，血流の遅い静脈系にできる血栓，例えば心房細動に伴う心原性脳塞栓，下肢静脈血栓とこれによる肺塞栓などでは抗凝固薬を用います．

2. 抗凝固薬の選択

？　ワルファリンか DOACs か？

　経口の抗凝固薬（最近ではこれを「OAC：oral anti-coagulant」
と省略することが多いようです）としては，長年ワルファリンが
唯一無二の存在でした．2011 年に直接的トロンビン阻害薬のダ
ビガトラン（プラザキサ®）が発売され，その後直接的Xa阻害
薬が次々と発売され，これらは当初「新経口抗凝固薬（NOACs：
New Oral Anti-Coagulants）あるいはビタミンK非依存性抗凝
固薬（NOACs：Non-vitamin K Oral Anti-Coagulants）」と呼ば
れていましたが，最近では直接経口抗凝固薬（DOACs：Direct
Oral Anti-coagulants）と呼ぶことが推奨されています．それでは，
ワルファリンと DOACs はどのように使い分けたらよいのでしょ
うか？

まずは答えから

　これに関しては，それぞれに長所短所があり，ケースバイケースとしか
いいようがありません．

どう考えるのか？

1.　ワルファリンと直接的トロンビン阻害薬ダビガトランの比較

　ワルファリンとダビガトランを比較した試験は数多く行われています．

その代表の1つは, RE-LY (Randomized Evaluation of Long-term Anticoagulation Therapy) 試験でしょうか[1]. 18,113 人の心房細動患者でランダムにワルファリン, ダビガトラン 110 mg, 2 回 /day, 150 mg, 2 回 /day の 3 群に振り分けて, 中央値 2 年間のフォローアップを行っています. ワルファリンの用量は, PT-INR 2.0 〜 3.0 に維持される用量に調整されています.

脳卒中あるいは全身塞栓症の累積発症率を図 2 に示します. ダビガトラン 150 mg, 2 回 /day で有意に脳卒中・全身塞栓症の発症率が低い傾向にあります. 年間発症率は, ダビガトラン 110 mg, 2 回 /day が 7.09 %, 150 mg, /day が 6.91 %, ワルファリンが 7.64 %で, ダビガトラン 150 mg, 2 回 /day とワルファリンの間で有意差が得られています.

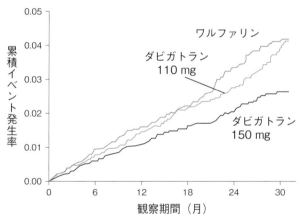

図 2 イベント発症率：ワルファリン vs ダビガトラン

(Connolly SJ, et al：Dabigatran versus warfarin in patients with atrial fibrillation. N Engl J Med 2009；361：1139-1151 より改変)

合併症に関しては表 3 に示します. いくつかの項目でダビガトランのほうがワルファリンよりも合併症が少ないという結果が得られています. 例えば, 大出血＋小出血でみると, ダビガトラン 110 mg が 14.62%, ダビガトラン 150 mg が 16.42%, ワルファリンが 18.15%で, 3 群いずれの間にも有意差がついています.

表3　合併症

	発症率/year			p値		
	ダビガトラン 110 mg	ダビガトラン 150 mg	ワルファリン	ダビガトラン 110 mg vs ワルファリン	ダビガトラン 150 mg vs ワルファリン	ダビガトラン 110 mg vs 150 mg
大出血	2.71	3.11	3.36	0.003	0.31	0.052
致死的	1.22	1.45	1.80	< 0.001	0.04	0.11
非致死的	1.66	1.88	1.76	0.56	0.47	0.17
消化管	1.12	1.51	1.02	0.43	< 0.001	0.007
小出血	13.16	14.84	16.37	< 0.001	0.005	< 0.001
大出血＋小出血	14.62	16.42	18.15	< 0.001	0.002	< 0.001
頭蓋内出血	0.23	0.30	0.74	< 0.001	< 0.001	0.28
頭蓋外出血	2.51	2.84	2.67	0.45	0.38	0.11

2. ワルファリンと直接的Xa阻害薬アピキサバンの比較

　ワルファリンと直接的Xa阻害薬の比較も数多く行われています．その代表の1つが，ワルファリンとアピキサバン（エリキュース®）の比較を行ったARISTOTOLE（the Apixaban for Reduction in Stroke and Other Thromboembolic Events in Atrial Fibrillation）研究ではないでしょうか[2]．図3に脳卒中・全身塞栓症の累積発症率を示します．アピキサバンで有意に出現率が低い傾向にあります．

　図4に大出血の発症率を示します．大出血の発症率はアピキサバンで有意に低い傾向がありました．

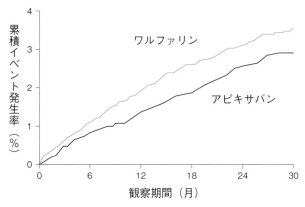

図3 イベント発症率：ワルファリン vs アピキサバン

(Granger CB, et al：Apixaban versus warfarin in patients with atrial fibrillation.
N Engl J Med 2011；365：981-992 より改変)

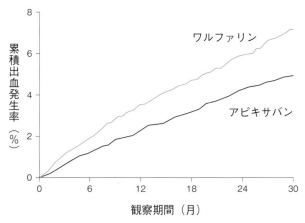

図4 合併症発症率：ワルファリン vs アピキサバン

(Granger CB, et al：Apixaban versus warfarin in patients with atrial fibrillation.
N Engl J Med 2011；365：981-992 より改変)

3. ワルファリンと DOACs のメリット・デメリット

　以上の結果だけからは，DOACs のほうが脳卒中・全身塞栓症の予防効
果が高く，合併症の発生率も低いことから DOACs が推奨されることにな
りそうです．ただし，抗凝固薬に関してはこれだけでは片づけられない，
個々のメリット・デメリットがあります．ワルファリンからメリット・デ

メリットをみてみましょう．ワルファリンと 2016 年の時点での DOACs の特徴を表 4 にまとめてみました．

表4　ワルファリンと DOACs の特徴の比較

	ワルファリン	DOACs
薬　価	9.60/1 mg	136.40 ～ 383.00/ 最小用量 1 錠
半減期	長い（40 時間）	短い（5 ～ 15 時間）
最高血中濃度到達時間	長い（4 ～ 5 日）	短い（0.5 ～ 4 時間）
腎排泄	なし	あり（27 ～ 80%）
採血によるモニタリング	あり	なし
中和薬	あり	ダビガトランのみあり
食事制限	あり（納豆, クロレラ）	なし

ワルファリンのメリットは，大きく 3 つあります．1 つは古い薬なので薬価が低く，患者さん自身だけでなく，医療経済への負担が少ないことです．もう 1 つは，PT-INR という効果の指標があり，本当に効いているか否かを確認しながら使えることです．最後は，ビタミン K 依存的なので，ビタミン K の投与で作用を中和することができることです．

一方，デメリットはビタミン K 依存的であるので，食事などの外的要因により効果が影響を受けることです．このため，ビタミン K を多く含んだ納豆，クロレラ（緑黄色野菜）などは控える必要があります．また効果発現とその消失に時間がかかることです．例えば，手術などが必要なときには 3 ～ 5 日前から服用を中止することが必要となります．緊急手術などではこれだけの時間を待つことができないので，ビタミン K や新鮮凍結血漿による中和を必要とします．一方，これは患者さんが飲み忘れてもすぐには脳梗塞・全身塞栓症のリスクに曝されないというメリットともなります．また，DOACs 中でもダビガトランについてはイダルシズマブ（プリズバインド®）という中和剤が 2016 年 11 月に発売されました．直接的 Xa 阻害薬でも，2016 年時点で中和剤の開発が進んでいます．

ワルファリン・DOACs の効果・安全性などに加えて，これらのメリット・デメリットを考慮して患者さん個人個人で選択を考える必要があるようです．

実際のワルファリンとDOACsの使い分けにあたって

　現時点での大規模臨床試験では，ワルファリンよりもDOACsのほうが血栓塞栓症の予防効果が高く，大出血などの副作用の発生率が低いことから，DOACsを選択するほうが推奨されます．ただし，血栓塞栓症も大出血も致死的となる可能性があることから，個々の薬物のメリット・デメリットを考慮してチョイスする必要があるようです．

　2013年度に改訂された心房細動治療ガイドラインでは，非弁膜症性心房細動では，

　　CHADS$_2$スコア≧2点：推奨4つのDOACs・ワルファリン

　　CHADS$_2$スコア1点：推奨ダビガトラン・アピキサバン，考慮可リバー
　　　　　　　　　　　ロキサバン・エドキサバン・ワルファリン

　　その他のリスク（心筋症，65≦年齢＜74，血管疾患）を有する心房
　　　　　　　細動：考慮可4つのDOACs・ワルファリン

　僧帽弁狭窄症・人工弁では，ワルファリン，とされています．

3. ステント留置後の抗血小板薬使用

　心筋梗塞を含む急性冠症候群治療は，ステント留置術が花形です．そのように大活躍のステント留置術ですが，残された問題の1つがステント内再狭窄です．薬剤溶出ステント（drug-eluting stent：DES）が普及してかなり減ったとはいえ，一定の割合でステント内狭窄が起こるといわれています（最近の欧米の報告では 0.5 ～ 0.6% /year）．これを予防するために，抗血小板薬2剤を併用する DAPT（Dual Anti-Platelet Therapy）が行われます．とはいえ DAPT には出血性合併症がつきものです．DAPT はどのくらい継続する必要があるのでしょうか？

まずは答えから

　従来の bare metal stent（BMS）のときは DAPT を 1 年間持続し，その後アスピリン 1 剤にすることが推奨されていました．DES が導入されてから，DAPT を 6 ヵ月持続し，その時点で冠動脈造影検査を行い再狭窄がなければ，アスピリン 1 剤にすることが推奨されています．

どう考えるのか？

1. DAPT

　ステント留置後は，DAPT と呼ばれるタイプの異なる抗血小板薬2剤

の併用が行われます．血小板の活性化は，平滑筋の収縮・弛緩とのアナロジーで理解しましょう．平滑筋は細胞内Caによって収縮し，サイクリックヌクレオチド（cAMP，cGMP）で弛緩しました．血小板も同じようにCaによって活性化し，サイクリックヌクレオチドによって不活性化されます（図5）．

ただし，平滑筋とはCa・サイクリックヌクレオチドを制御する上流のシグナルが異なっています．出血が起きたり内皮が傷害された部位に血小板が付着すると，血小板の濃密顆粒が脱顆粒され，その内容物のトロンボキサンA_2とADPが放出されます．トロンボキサンA_2はトロンボキサンA_2受容体，ADPはADP受容体の1つ$P2Y_1$を介して細胞内Caを増加します．

ADPは別のADP受容体$P2Y_{12}$を介して，cAMPの生合成を阻害します．cAMPおよびcGMPはホスホジエステラーゼによって分解されます．ADP・ホスホジエステラーゼによってサイクリックヌクレオチド濃度が減少するので，血小板が活性化されます．

トロンボキサンA_2の合成を阻害するのがアスピリン，$P2Y_{12}$受容体のブロッカーがチエノピリジン，ホスホエステラーゼを阻害するのがPDE阻害薬で，いずれも血小板の活性化を阻害します．

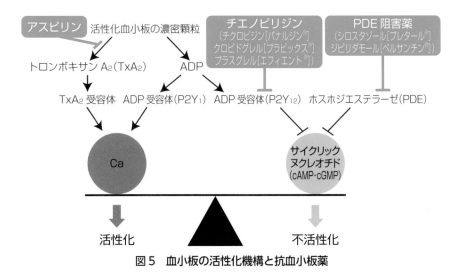

図5　血小板の活性化機構と抗血小板薬

2. 今さら聞けないアスピリンのポイント

　アスピリンは実に100年以上前からある，世界で初めて人工合成された薬で，冠動脈疾患への効果が見直されたのは20世紀終わりになってからです．このように古くて新しい薬アスピリンですが，その作用は細胞膜構成成分から産生されたアラキドン酸からプロスタグランジンG_2を産生する段階の酵素シクロオキシゲナーゼ（COX）の抑制です（図6）．プロスタグランジンG_2からトロンボキサンA_2が産生されるので，アスピリンはトロンボキサンA_2の産生，血小板の活性化を抑制します．

　そんなアスピリンですが，ごく一般的に普及している薬なので今さら聞きにくいのですが，重要なポイントがいくつかあります．これらのポイントをおさえておきましょう．

●消化性潰瘍

　アスピリン使用により生じる胃潰瘍は，難治性であることが知られています．プロスタグランジンG_2から胃粘膜保護作用を有するプロスタグランジンE_2も産生されます．プロスタグランジンG_2の上流を抑えるアスピ

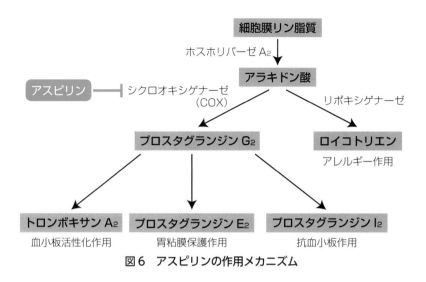

図6　アスピリンの作用メカニズム

リンは，胃粘膜保護作用も障害するのです.

●アスピリンジレンマ

　低用量のアスピリンを投与しても十分効果が得られないとき，アスピリンの投与量を増やすと効果が出ないだけでなく，かえって血栓ができやすくなることがあります．これを「アスピリンジレンマ」と呼んでいます．プロスタグランジン G_2 から，血小板活性化作用を有するトロンボキサン A_2 と，抗血小板作用を有するプロスタグランジン I_2 の相反する作用の2物質が産生されます（図6）．低用量のアスピリンはトロンボキサン A_2 の産生だけを抑制し，高用量のアスピリンはプロスタグランジン I_2 の産生も抑制するので，高用量になるとかえって血栓形成を増強してしまうことがあるのです．

　それでは，なぜ低用量のアスピリンはトロンボキサン A_2 の産生だけを抑制するのでしょう？　これはトロンボキサン A_2 とプロスタグランジン I_2 が産生される細胞の違いに関係します．トロンボキサン A_2 は血小板で産生され，プロスタグランジン I_2 は血管内皮細胞で産生されます．血小板と血管内皮細胞の決定的な違いは，血小板には核がなく，血管内皮細胞

には核があることです．アスピリンはシクロオキシゲナーゼを非可逆的に
抑制するのですが，再度シクロオキシゲナーゼが働くためには核のない血
小板では新しく血小板そのものが産生される必要があり，低用量のアスピ
リンで十分な効果が得られます．一方，血管内皮細胞では新たにシクロオ
キシゲナーゼが核で遺伝子から産生されるので，低用量ではシクロオキシ
ゲナーゼを十分抑えきれません．そのため，低用量のアスピリンでは血小
板活性化作用だけが抑制され，高用量になると抗血小板作用までに抑制さ
れてしまい，かえって血栓ができやすくなるのです．

　アスピリンを投与中の患者で大手術を行う場合は，比較的長い期間（7
〜 10 日）アスピリンを中止してから手術を行うことが推奨されています．
これにも，アスピリンがシクロオキシゲナーゼを非可逆的に抑えることが
関係します．アスピリンを中止しても，血小板でトロンボキサン A_2 が産
生され止血作用が十分働くためには，血小板そのものが十分量再生される
まで待つ必要があるのです．

●アスピリン喘息

　アスピリン服用によって，喘息が引き起こされることがあります．アラ
キドン酸からは，プロスタグランジン G_2 だけでなくアレルギー作用をも
つロイコトリエンも産生されます．アラキドン酸からプロスタグランジン
G_2 の産生を阻害すると，代償性にロイコトリエンの産生が増えるため，
喘息が誘発されるのです．したがって，アスピリン喘息のときには，ロイ
コトリエン受容体拮抗薬〔プランルカスト水和物（オノン®），モンテルカ
ストナトリウム（シングレア®）〕などが効果的です．

3. DAPT の投与期間は 1 年？

　ステント留置後 DAPT を行いますが，DAPT をいつまでも続けると出
血のリスクがあるので，一定の時期に中止を検討する必要があります．そ
れでは，いつまで DAPT を続けたらよいのでしょうか？　そもそも，ど
うなったら中止できるのでしょう？

　これはステント内部が十分に内皮化されたら中止できる，と考えられて

います. 第一世代 DES であるシロリムス溶出ステント(SES)を用いたケースでは, 6 ヵ月後でも内皮に覆われるケースは少ないとされています. 第二世代のエベロリムス溶出ステント (EES) では, 6 ヵ月後には内皮化が起こっているとされています.

これが理由で, 以前は 12 ヵ月とされていた DAPT の継続が 6 ヵ月に短縮される傾向にあります. 第一世代 DES の SES, パクリタキセル溶出ステント (PES), 第二世代 DES の EES で, 心電図 ST 上昇の出現を比較した Bern.Rotterdam Cohort Study と呼ばれる臨床研究があります[3]. その結果の要約を表 5 にまとめました. 1 年以降の very late ST 上昇でも, EES では 0.6% /year とかなり低頻度となっています.

もう 1 つ朗報ですが, これらはいずれも欧米のデータで, 血管内超音波 (IVUS) を使い十分な拡張を確認して DES を留置しているわが国では, 第一世代 DES の時点でステント血栓症が 0.2% /year と低頻度となっています. 第二世代 DES の大規模なデータはまだ出ていませんが, 少なくとも日本では第二世代 DES を用いている限りでは DAPT は, 6 ヵ月で 1 剤に減らしても問題ないようです.

表 5　Bern.Rotterdam Cohort Study の結果

	SES	PES	EES
4 年間の ST 上昇の発生率	2.9% /year	4.4% /year	1.4% /year
Early ST 上昇の発生率	1.0% /year	1.3% /year	0.6% /year
Late ST 上昇の発生率	0.3% /year	0.7% /year	0.1% /year
Very late ST 上昇の発生率	1.6% /year	2.4% /year	0.6% /year

 ## 実際のステント留置後の DAPT にあたって

ステント留置後は, アスピリンとチエノピリジン併用による DAPT を行う必要があります. DAPT の継続期間ですが, 左冠動脈主幹部, 右冠動脈・左前下行枝・左回旋枝ごく近位部, 2 ステントを使用した分岐部病変,

DES 再狭窄例，40 mm 以上のステント例などの例外を除いては，第一世代 DES で 1 年，第二世代 DES で 6 ヵ月でアスピリン 1 剤に変更することが一般的です．

4. 抗血小板薬と抗凝固薬の併用

抗血小板薬と抗凝固薬の併用は可か不可か？

　　冠動脈疾患と心房細動はしばしば合併する疾患です．冠動脈疾患で，急性冠症候群では抗血小板の投与が必要になり，心房細動では抗凝固薬の投与が必要になります．仮に，冠動脈疾患でステント植込みを行った患者で，心房細動があり CHADS$_2$ スコアが 5 だったとしましょう．このような患者さんでは，抗血小板薬と抗凝固薬を併用してもよいのでしょうか？　というか，そもそも併用せざるを得ないので，問いかけは「併用した場合，出血合併症のリスクはどのくらい高くなるのでしょう？」となります．

 まずは答えから

　抗凝固薬に抗血小板薬を 1 剤併用した場合は，出血合併症のリスクは約 1.5 倍となります．また上記のようにステント植込みを行った患者さんでは一定期間タイプの異なる抗血小板薬 2 剤の併用が推奨されます．抗凝固薬に抗血小板薬 2 剤を併用した場合には，出血リスクは約 2 倍となります．このリスクを十分認識したうえで抗凝固薬と抗血小板薬の併用を行う必要があります．その場合でも，抗凝固薬は通常よりも低用量を用いることが推奨されます．

 どう考えるのか？

　RE-LY 試験のサブ解析で，抗血小板薬とワルファリンおよびダビガト

ラン併用の出血リスクが解析されています[4]. RE-LY 試験全 18,113 患者中 6,952 患者で抗血小板薬が一定期間併用されています. 5,789 患者がアスピリン単独, 351 患者がクロピドグレル単独, 812 患者が両薬の併用です.

ちなみに地域別でみてみると, 東・南欧で併用が 31.3% と低く, 東南・東アジアで 44.3% と高い傾向にあります. その結果を図 7 に示します. ワルファリン, ダビガトラン 110 mg 1 日 2 回投与 (bid), 150 mg bid いずれでも抗血小板薬の併用により大出血, 小出血とも増加しており, 大出血でみると, 抗血小板薬 1 剤併用で 1.5 倍強, 2 剤併用で 2 倍強の増加となっています. また, 特に小出血に限るとダビガトラン 110 mg bid で出血頻度が少ない傾向にあることから, 抗血小板薬の併用は出血リスクを増やすが, 併用が避けられない状況では抗凝固薬を通常より低用量にすることが推奨されます.

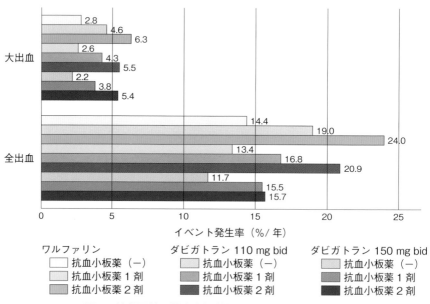

図 7 抗凝固薬に抗血小板薬併用による出血性合併症

〔Dans AL, et al：Concomitant use of antiplatelet therapy with dabigatran or warfarin in the randomized evaluation of long-term anticoagulant therapy（RE-LY）trial. Circulation 2013；127：634-640 より改変〕

実際の抗血小板薬と抗凝固薬の併用にあたって

　抗凝固薬と抗血小板薬の併用は，出血リスクを抗血小板薬1剤で1.5倍強，2剤併用で2倍強増加させます．このリスク増加を十分に念頭においたうえで，併用によるリスクが上回ると考える場合に限り併用しましょう．併用が必要なときにおいても，抗凝固薬を通常より低用量で使うことが推奨されます．

5. DOACs の使い分け

？　4 種類ある DOACs を使い分けるコツは何？

　抗凝固薬では，どうも効力と副作用などからワルファリンより
も DOACs を推奨する向きが強いようです．それでは，2016 年
時点で 4 種類ある DOACs ですが，どれを使ってもかまわない
のでしょうか？　それとも，何らかの使い分けがあるのでしょう
か？

まずは答えから

　降圧薬や LDL 低下薬にも使い分けのヒントがありましたが，これらは
使ってみて効かなかったら，すなわち血圧が下がらなかったら，LDL が
下がらなかったら，別の薬に変えるという try and error が可能です．とこ
ろが，DOACs には血圧や LDL 値のように効果をモニターする指標があ
りません．また副作用が出血で頭蓋内出血などの場合には致死的となる場
合もあるので，try and error はお薦めできません．DOACs に関しては，
少し面倒かもしれませんが，それぞれの薬物の特徴を知って使い分ける必
要があるようです．個々の特徴は細かくなるので，以下で説明します．

どう考えるのか？

1．4 種類の DOACs の特徴

　現在，わが国で使用可能な DOACs 4 種類の特徴を表 6 にまとめました．

表6　4種類の DOACs の特徴の比較

	ダビガトラン	リバーロキサバン	アピキサバン	エドキサバン
商品名	プラザキサ®	イグザレルト®	エリキュース®	リクシアナ®
標的分子	トロンビン	第Xa因子	第Xa因子	第Xa因子
半減期	12〜14時間	5〜13時間	8〜15時間	10〜14時間
最高血中濃度到達時間	0.5〜2時間	0.5〜4時間	1〜4時間	1〜3時間
腎排泄	80%	36%	27%	50%
内服回数	1日2回	1日1回	1日2回	1日1回
採血によるモニタリング	×	×	×	×
中和薬	○	開発中	開発中	開発中

大きな違いは内服回数と腎排泄です．まず，内服回数で不思議なのが，半減期は4種類でかなりオーバーラップしているのに，内服回数が1日1回と2回があることです．リバーロキサバンとエドキサバンは，半減期がそれぞれ5〜13時間，10〜14時間とかなり短いのに1日1回内服となっています．通常量投与24時間後には，これらの薬物のXa因子活性が10%前後となってしまいますが，血栓予防効果は発揮されます．この説明として引き合いに出されるのが，ヘパリンの作用です．ヘパリンの半減期は40〜90分程度と短いですが，深部静脈血栓症の予防として1日1回の投与でよいことです．血栓予防には，24時間これらの薬物が効いている必要はないのでしょうか？

　次に腎排泄ですが，ダビガトランが80%と最も高く，エドキサバンが50%と次いでいます．これらの薬物は腎機能により減量が必要であり，図8で説明するように腎機能障害患者ではその投与を避ける傾向にあります．

　これらの情報をもとに，DOACs をどのように使い分けるかについての指針が報告されており[5]，その方法が図8にまとめられています．一目瞭然なのは，下の2項目です．腎機能の悪い患者さんでは，腎排泄率が80%，50%と比較的高いダビガトランとエドキサバンは推奨されません．患者さんの希望としては，1日1回服用のリバーロキサバンとエドキサバ

ンが好まれます. それ以外は, 臨床データに基づく使い分けとなっており,
詳細に調べられているので, これに従って処方計画を立てましょう.

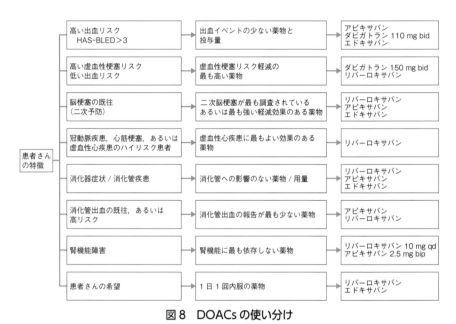

図8　DOACs の使い分け

（Okumura K, et al：Special considerations for therapeutic choice of non-vitamin K antagonist oral anticoagulants for Japanese patients with nonvalvular fibrillation. Clin Cardiol 2016 in press より改変）

表7　HAS-BLED スコア

	スコア
H：hypertension（高血圧）	1
A：abnormal renal/liver function（腎・肝機能異常各 1 点）	1 or 2
S：stroke（脳卒中）	1
B：bleeding（出血）	1
L：labile（INR 不安定）	1
E：elderly（年齢 65 歳以上）	1
D：drug/alcohol（抗血小板薬 /NSAIDs あるいはアルコール依存各 1 点）	1 or 2
合計スコア	9

ところで，HAS-BLED という言葉が初めて登場します．これは出血リスクを点数化するのに使われます．表7のように9点満点となっており，3点以上は出血リスクが高いと判断されます．

実際の DOACs の使い分けにあたって

DOACs では，効果が不十分で脳塞栓を起こしてしまっても，副作用で大出血が起こってしまっても，取り返しのつかなくなることがあります．そこで，少し面倒となってしまいますが，細かい使い分けが必要となります．図8を参考に，患者さん個人個人で最適な DOACs をチョイスするようにしましょう．

文　献

1) Connolly SJ, et al：Dabigatran versus warfarin in patients with atrial fibrillation. N Engl J Med 2009；361：1139-1151.
2) Granger CB, et al：Apixaban versus warfarin in patients with atrial fibrillation. N Engl J Med 2011；365：981-992.
3) Raber L, et al：Very late coronary stent thrombosis of a newer-generation everolimus-eluting stent compared with early-generation drug-eluting stents：A prospective cohort study. Circulation 2012；125：1110-1121.
4) Dans AL, et al：Concomitant use of antiplatelet therapy with dabigatran or warfarin in the randomized evaluation of long-term anticoagulant therapy（RE-LY）trial. Circulation 2013；127：634-640.
5) Okumura K, et al：Special considerations for therapeutic choice of non-vitamin K antagonist oral anticoagulants for Japanese patients with nonvalvular fibrillation. Clin Cardiol 2016 in press.

索 引

英数・記号

●著者プロフィール

古川 哲史（ふるかわ てつし）

東京医科歯科大学 難治疾患研究所 生体情報薬理学 教授

1983年3月，東京医科歯科大学医学部卒業．1989年4月，米国マイアミ大学医学部循環器内科リサーチ助教授．1991年4月，日本学術振興会特別研究員．1994年4月，東京医科歯科大学難治疾患研究所助手．1999年4月，秋田大学医学部生理学講座助教授．2003年4月より現職．1992年，日本心臓財団研究奨励賞，1997年，日本心電学会学術奨励賞最優秀賞を受賞．著書に「目からウロコの心電図」（ライフメディコム），「そうだったのか！臨床に役立つ循環薬理学」「そうだったのか！臨床に役立つ心血管ゲノム医学」「そうだったのか！臨床に役立つ心臓の発生・再生」（ともにメディカル・サイエンス・インターナショナル），「病態生理の基礎知識から学べる 循環器治療薬パーフェクトガイド」（総合医学社）など．

誰も教えてくれなかった 循環器薬の選び方と使い分け ―薬理学的な裏付けもわかる本―（第2版）

2017年3月20日発行	第1版第1刷
2020年2月10日発行	第2版第1刷 ⓒ

著　者　古川哲史

発行者　渡辺嘉之

発行所　株式会社　総合医学社

〒101-0061　東京都千代田区神田三崎町1-1-4
電話 03-3219-2920　FAX 03-3219-0410
URL：https://www.sogo-igaku.co.jp

Printed in Japan　　　　　　　　　　　　　シナノ印刷株式会社
ISBN978-4-88378-692-3

・本書に掲載する著作物の複製権・翻訳権・上映権・譲渡権・公衆送信権（送信可能化権を含む）は株式会社総合医学社が保有します．
・ JCOPY ＜（社）出版者著作権管理機構 委託出版物＞
・本書を無断で複製する行為（コピー，スキャン，デジタルデータ化など）は，「私的使用のための複製」など著作権法上の限られた例外を除き禁じられています．大学，病院，企業などにおいて，業務上使用する目的（診療，研究活動を含む）で上記の行為を行うことは，その使用範囲が内部的であっても，私的利用には該当せず，違法です．また私的使用に該当する場合であっても，代行業者等の第三者に依頼して上記の行為を行うことは違法となります．複写される場合は，そのつど事前に， JCOPY （社）出版者著作権管理機構（電話　03-5244-5088，FAX　03-5244-5089，e-mail：info@jcopy.or.jp）の許諾を得てください．